JN091910

2025 年版

作業療法士 国家試験

過去問題集

専門問題10年分

電気書院編集部

ま　え　が　き

　このたびは本書をご利用いただき、誠に有難うございます。

　本書は、作業療法士国家試験の第50回より第59回までの10年間の専門分野の問題を各年度ごとに収録しています。

　10年分の問題を解くことによって、出題傾向や出題範囲の把握に役立ちます。国家試験に合格するためには、毎年のように出題される頻度の高い問題をおさえることが必須です。同じテーマの問題でもバリエーションを多く解くことによって、単なる解答の暗記ではなくテーマの理解を深めることにもつながります。また、出題頻度の低い問題でも出題実績のある問題は、新たに出題される可能性がないとはいえません。一度目を通しておくと、実際に本試験で出題された時に慌てることはありません。

　国家試験まで限られた時間での取り組みとなるため、効率のよい学習が望まれます。テキスト等である程度学習をすすめてみて、この問題集にチャレンジして達成度を確かめてみて下さい。また、直前に実践さながらにチャレンジして自信を深めることも重要です。

　本書の問題を繰り返し解くことにより確かな実力をつけ、本試験では、見事合格されますよう、心よりお祈り申し上げます。

（参考）
　令和6年2月に実施された第59回作業療法士国家試験の合格者数等は下記のとおりです。

	出願者数	受験者数	合格者数	合格率
作業療法士国家試験	5,975人	5,736人	4,822人	84.1%

目　次

●●●●●第 50 回 問題●●●●●

午前1　関節可動域測定法（日本整形外科学会、日本リハビリテーション医学会基準による）の運動方向と基本軸で正しいのはどれか。2つ選べ。

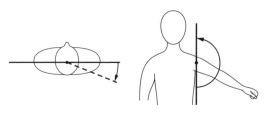

1．頸部右回旋　　　　2．肩外転

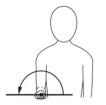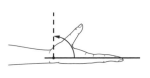

3．前腕回外　　　　4．母指掌側外転

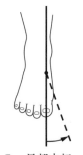

——— 基本軸
------ 移動軸

5．足部内転

午前2　67歳の男性。右被殻出血による左片麻痺。発症後7日。Brunnstrom法ステージを用いて評価を行った。正しい判定はどれか。2つ選べ。

1．上肢を側方水平位に挙上できたので、ステージⅣとする。
2．横つまみが可能だったので、ステージⅢとする。
3．対向つまみが可能だったので、ステージⅤとする。
4．立位、股関節伸展位で足関節の背屈ができたので、ステージⅤとする。
5．立位、股関節伸展位で膝屈曲ができたので、ステージⅥとする。

午前3　45歳の男性。右利き。脳梗塞を発症し1か月経過した。病変部位はMRIで左角回と左側頭葉後下部であった。運動麻痺は認められない。生じやすい高次脳機能障害はどれか。

1．運動保続
2．失読失書
3．地誌的失見当
4．半側空間無視
5．道具の強迫的使用

午前4　38歳の男性。オートバイ運転中に転倒し腰背部を強打して、脊髄損傷と診断された。T12以下の感覚鈍麻を認める。筋力はMMTで上肢はすべて5、下肢はすべて0である。肛門周囲の感覚は残存している。この患者のASIA機能障害尺度はどれか。

1．A
2．B
3．C
4．D
5．E

午前5　31歳の男性。バイク事故にて脳挫傷を受傷。受傷直後から意識障害が1週間持続した。受傷後1か月経過し高次脳機能障害の検査を行ったところ、かな拾い検査は正解数15、見落とし数27％、TMT（trail making test）はA56秒、B125秒であった。最も考えられる症状はどれか。

1．モリア
2．アパシー
3．注意障害
4．類推の障害
5．抽象思考の障害

次の文により6、7の問いに答えよ。

10歳の男児。痙直型四肢麻痺の脳性麻痺。頭部保持は可能で、手で支持すれば座位が可能。わずかな距離は寝返りで移動する。電動車椅子を練習中である。

午前6　この児のGMFCS（gross motor function classification system）のレベルはどれか。
1．レベルⅠ
2．レベルⅡ
3．レベルⅢ
4．レベルⅣ
5．レベルⅤ

午前7　この児が机上で道具の操作を練習する際に、上肢を効果的に使用するための姿勢として最も難易度が高いのはどれか。

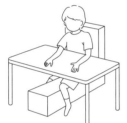
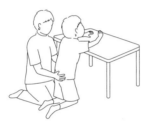

1．座位保持装置使用　　2．身体前面を支えた
　　の座位　　　　　　　　　膝立ち位

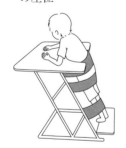
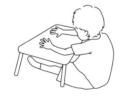

3．立位台を使用した立位　4．床上での長座位

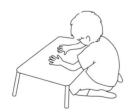

5．床上での割り座

午前8　図に示すスプリントが適応となる疾患はどれか。

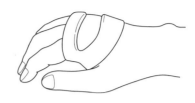

1．頸肩腕症候群
2．肘部管症候群
3．回外筋症候群
4．手根管症候群
5．円回内筋症候群

午前9　57歳の男性。視床出血後に表在感覚と深部感覚との障害を認める。運動麻痺は認めない。この患者に行う知覚再教育で誤っているのはどれか。
1．開眼で代償させる。
2．運動や動作は可能な限りゆっくり行う。
3．15分程度の知覚再教育を一日に数回行う。
4．識別素材を固定し、患側手を動かして識別させる。
5．書字の際に、筆記具と手との接触箇所で筆記具の特徴を感じさせる。

午前 10　装具の適応で正しいのはどれか。2つ選べ。

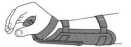

1．橈骨神経麻痺

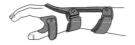

2．尺骨神経麻痺

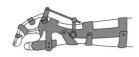

3．脊髄損傷
　（第7頸髄節まで機能残存）

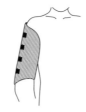

4．上腕骨顆上骨折

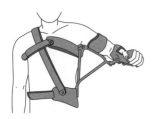

5．腱板断裂術後

午前 11　20歳の男性。頸髄完全損傷。動作獲得を制限する関節可動域制限、残存筋力の低下および合併症はない。洋式便座に側方移乗で移乗し、便座上座位で排便を行う。この患者が使用する坐薬挿入の自助具と、自助具を使用する際の姿勢を図に示す。Zancolli の四肢麻痺上肢機能分類による最上位の機能残存レベルはどれか。

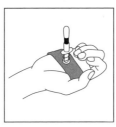

1．C6A
2．C6B1
3．C6B2
4．C6B3
5．C7A

午前 12　84歳の女性。数年前から徐々に左手の示指と中指にしびれが生じ、母指の指尖つまみができなくなった。左手の写真を示す。この患者が使用する装具で正しいのはどれか。

1．虫様筋カフ
2．対立スプリント
3．両側支柱付肘装具
4．逆ナックルベンダー
5．コックアップスプリント

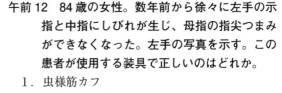

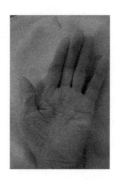

午前 13　62歳の男性。閉塞性動脈硬化症。著しい感染を伴った下肢壊疽に対して大腿切断術が施行され短断端となった。糖尿病性末梢神経障害を合併している。この患者の術直後の断端管理で適切なのはどれか。2つ選べ。

1．断端の色調を観察する。
2．断端の自動運動を行う。
3．切断部の温熱療法を行う。
4．ギプスソケットを装着する。
5．切断側股関節を外転位に保持する。

次の文により 14、15 の問いに答えよ。

20 歳の女性。幼少時に両親が離婚した後、友人関係が不安定となりトラブルが絶えなかった。中学入学後から些細なことでリストカットするようになり、精神科を受診し、その後、入退院を繰り返していた。男女関係のもつれをきっかけに過量服薬し救急車で搬送された。入院後は、医療者に対して依存的だが要求が通らないと激しく責める状態である。

午前14 最も考えられるのはどれか。
1．身体表現性障害
2．気分変調性障害
3．統合失調感情障害
4．演技性パーソナリティ障害
5．境界性パーソナリティ障害

午前15 この患者に作業療法を導入する際の対応で適切なのはどれか。
1．作業療法に参加する上での枠組みを明示する。
2．初回の面接で対人関係を中心に取り上げる。
3．患者からの面接の要求は満たすようにする。
4．攻撃的になる場合は担当者を交代する。
5．課題集団での協調行動を促す。

午前16 55 歳の男性。うつ病。3 か月前に昇格し研修部門の責任者となった。最近になり睡眠障害と気分の落ち込みとが出現した。職場では研修予定が立てられない、報告書の提出が遅れるなど仕事がこなせなくなった。心配した上司に勧められて精神科を受診し、休職することになった。この時点の作業療法で適切なのはどれか。2つ選べ。
1．楽しい体験を勧める。
2．休息の重要性を伝える。
3．作業活動時間は短くする。
4．生活課題への取り組みを始める。
5．能力向上のための課題を提供する。

次の文により 17、18 の問いに答えよ。

20 歳の男性。統合失調症。専門学校に通っていたが、いじめをきっかけに引きこもる生活となった。次第に容姿を批判される幻聴が生じ、不穏興奮状態となって精神科に入院した。3 週後、不穏興奮は落ち着いたため作業療法が開始されたが、抑うつ気分の訴え、睡眠過剰および無力感などの状態がみられていた。

午前17 この患者の回復指標として適切なのはどれか。
1．億劫さを訴える。
2．発語が減少する。
3．退屈感を訴える。
4．異常体験を訴える。
5．作業手順が混乱する。

午前18 作業療法を開始してまもなく「学校に戻れるだろうか」と不安を訴えた。作業療法士の対応で適切なのはどれか。
1．「勉強を取り入れていきましょう」
2．「生活リズムから整えていきましょう」
3．「スポーツで体力の向上を図りましょう」
4．「集団レクリエーションに参加してみましょう」
5．「SST に参加して対人関係の練習をしてみましょう」

次の文により 19、20 の問いに答えよ。

10歳の男児。学業成績は中位だが授業中に落ちつきがなく、隣の子に一方的に話しかける、落書きをする、忘れ物をするなどでよく注意を受けていた。片付けも苦手で自室は乱雑であった。心配した母親と共に精神科を受診し、外来作業療法が開始された。

午前19　この男児に予測される作業療法での様子はどれか。
1．同じ動作を繰り返す。
2．根拠のない自信を示す。
3．道具をしばしばなくす。
4．詳細を作業療法士に確認する。
5．手順にこだわって作業をする。

午前20　この男児に対する作業療法での対応で適切なのはどれか。
1．小集団活動に導入する。
2．強い口調で指示を伝える。
3．ほめずに見守りを重視する。
4．作業手順を詳細に説明する。
5．問題行動には触れずにおく。

午前21　「自発開眼しているが、自分の名前はいえない」のは、JCS（Japan coma scale）の判定でどれか。
1．Ⅰ-1
2．Ⅰ-2
3．Ⅰ-3
4．Ⅱ-10
5．Ⅱ-20

午前22　正常発達にみられる原始反射の消失する順で正しいのはどれか。
1．Moro 反射→ Galant 反射→ Landau 反射　第1相
2．Galant 反射→ Moro 反射→ Landau 反射　第1相
3．Galant 反射→ Landau 反射　第1相→ Moro 反射
4．Landau 反射　第1相→ Moro 反射→ Galant 反射
5．Landau 反射　第1相→ Galant 反射→ Moro 反射

午前23　心電図を示す。この患者に最も生じやすいのはどれか。
1．脳出血
2．脳血栓
3．脳塞栓
4．ラクナ梗塞
5．くも膜下出血

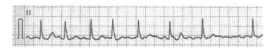

10mm/mV　25mm/s

午前24　温度覚検査について誤っているのはどれか。
1．痛覚としてとらえていないか注意する。
2．10℃が判別できると冷覚は正常である。
3．50℃が判別できると温覚は正常である。
4．温かいか冷たいかで応答させる。
5．温覚計は垂直に10秒間当てる。

午前25　失行の検査はどれか。
1．BIT
2．VPTA
3．RBMT
4．SLTA
5．SPTA

午前26　FIM の評定で正しいのはどれか。2つ選べ。
1．浴槽移乗7点：浴槽の縁に腰掛けて浴槽をまたぐ。浴槽内でしゃがみ、立てる。
2．食事6点：ホルダー付きスプーンを介助者に装着してもらい、食事動作は自立している。
3．記憶5点：メモリーノートを用いて自立し、問題を生じていない。
4．トイレ動作4点：服を上げるのが不十分で介助者の口頭指示を必要とする。
5．更衣（上半身）2点：前開きシャツで非麻痺側の袖通しはできるが、他は介助を要する。

午前27　Parkinson 病に比し脳血管性パーキンソニズムで特徴的な症状はどれか。
1．無　動
2．固　縮
3．安静時振戦
4．錐体路障害
5．Myerson 徴候

午前28　多発性硬化症で正しいのはどれか。
1．男性に多い。
2．再発は少ない。
3．灰白質が病変となる。
4．60 歳前後の発症が多い。
5．Uhthoff 徴候が認められる。

午前29　Down 症候群について正しいのはどれか。
1．転座型に次いで 21 トリソミーが多い。
2．発症リスクに高齢出産がある。
3．言語表出に問題はない。
4．筋緊張は高い。
5．男子に多い。

午前30　感染予防策と用いられる方法の組合せで正しいのはどれか。
1．接触感染予防策 ——— 手袋の使用
2．接触感染予防策 ——— サージカルキャップの使用
3．空気感染予防策 ——— ガウンの使用
4．空気感染予防策 ——— サージカルマスクの使用
5．標準予防策 ——————— N95 マスクの使用

午前31　上腕義手装着時の適合判定において肩関節の可動域で正しいのはどれか。
1．外転 60°以上
2．内転 20°以上
3．屈曲 90°以上
4．伸展 15°以上
5．外旋 30°以上

午前32　大腿骨頸部骨折に対して後方アプローチにて人工骨頭置換術を施行した患者の ADL 指導で正しいのはどれか。
1．和式トイレで排泄する。
2．割り座で足の爪を切る。
3．あぐら座位で靴下をはく。
4．患側下肢から階段を昇る。
5．椅子に座って床の物を拾う。

午前33　肩手症候群に対する治療介入で誤っているのはどれか。
1．温熱療法を併用する。
2．肩関節の可動域訓練を行う。
3．手指と手関節との可動域訓練を行う。
4．肩関節亜脱臼にアームスリングを使用する。
5．手指に発赤を認めた場合は可動域訓練は禁忌である。

午前34　記憶障害と治療介入の組合せで適切でないのはどれか。
1．逆向性健忘 ——————— アルバム療法
2．逆向性健忘 ——————— 展望記憶訓練
3．前向性健忘 ——————— メモリーノート
4．前向性健忘 ——————— アラーム付き時計
5．前向性健忘 ——————— リアリティオリエンテーション

午前35　ロービジョンケアの活動と補助具の組合せで適切でないのはどれか。
1．パソコン操作 ——— 音声変換ソフト
2．針の糸通し ——— 拡大鏡
3．屋外歩行 ——— 白　杖
4．爪切り ——— 単眼鏡
5．読　書 ——————— 書見台

午前36　Wallenberg 症候群の嚥下障害への対応について誤っているのはどれか。
1．病巣側への頸部回旋での直接訓練
2．頸部伸展位での直接訓練
3．Shaker（シャキア）法
4．Mendelsohn 手技
5．バルーン拡張法

午前37　人間作業モデルにおける作業適応のプロセスで、人間の構成要素として正しいのはどれか。2つ選べ。
1．習慣化
2．意　志
3．情　緒
4．身　体
5．認　知

午前38　脳卒中片麻痺患者（右片麻痺30名、左片麻痺30名）を対象に、自助具の使用について調査した。回答は右片麻痺患者で「使いやすい」13名、「使いにくい」17名、左片麻痺患者で「使いやすい」15名、「使いにくい」15名であった。麻痺側による回答の違いを統計学的に検定する方法はどれか。
1．t検定
2．χ^2検定
3．符号検定
4．Mann-Whitney 検定
5．Wilcoxon 符号付順位検定

午前39　国際生活機能分類（ICF）の特徴で適切でないのはどれか。
1．「生活機能と障害」は健康状態と背景因子との相互作用と考える。
2．「医学モデル」と「統計モデル」の統合に基づいている。
3．構成要素は肯定的・否定的の両方の用語で表現できる。
4．医療福祉の専門家と障害者団体が関わって作成された。
5．すべての人が対象になる。

午前40　認知症のBPSD (behavioral and psychological symptoms of dementia) の評価尺度はどれか。
1．CDR（clinical dementia rating）
2．Ｎ式老年者用精神状態評価尺度
3．NPI（neuropsychiatric inventory）
4．MMSE（mini mental state examination）
5．HDS-R（改訂長谷川式簡易知能評価スケール）

午前41　うつ状態の評価を含む尺度はどれか。2つ選べ。
1．BPRS
2．POMS
3．TEG
4．WAIS-Ⅲ
5．WCST

午前42　認知症患者の作業課題で適切でないのはどれか。
1．壊れにくい素材での課題
2．道具を使わない課題
3．少ない工程の課題
4．短時間の課題
5．精密な課題

午前43　前頭側頭型認知症患者の作業療法でみられる特徴はどれか。
1．同内容の言葉を繰り返す。
2．横道にそれない。
3．約束が守れる。
4．我慢が出来る。
5．品格がある。

午前44　統合失調症の回復期前期での目標について適切なのはどれか。
1．現実生活への移行
2．施設内生活の自立
3．生活の質の向上
4．生活技能の改善
5．社会への参加

午前45　うつ病患者の作業療法での留意点で適切なのはどれか。
1．経験のある課題を選ぶ。
2．選択する課題を増やす。
3．自己決定場面を減らす。
4．規則的な参加を促す。
5．意欲を引き出す。

午前46　転換性障害による歩行障害のある患者への対応として適切なのはどれか。

1．希死念慮に注意する。
2．感情の言語化を促す。
3．歩行障害の受容を促す。
4．歩行機能への介入は行わない。
5．葛藤と症状との関係を洞察させる。

午前47　摂食障害患者の作業療法でみられる特徴はどれか。

1．周囲に対する過剰適応
2．課題の頻回な変更
3．中途での投出し
4．集中力の低下
5．意欲の低さ

午前48　回避性パーソナリティ障害患者の作業療法導入期の対応について適切なのはどれか。

1．共同作業を促す。
2．衝動発散を促す。
3．種目選択は患者に任せる。
4．作業の誤りを修正させる。
5．枠組みの明確な作業を提供する。

午前49　作業療法中にみられるてんかん患者の発作症状でないのはどれか。

1．虚空を注視する。
2．強い執着性を示す。
3．眼球が共同偏向する。
4．突然に会話を停止する。
5．急に立ち上がって歩きまわる。

午前50　就労移行支援事業について正しいのはどれか。

1．利用期間に制限がある。
2．利用者の年齢に制限はない。
3．公共職業安定所が実施主体となる。
4．障害者雇用促進法による事業である。
5．就労継続支援A型事業所への就労を目標とする。

午後1　はさみ状肢位（scissors position）を示す痙直型両麻痺児の股関節を他動的に外転した姿勢を図に示す。図1と図2のように股関節外転角度が異なるときに影響した筋はどれか。

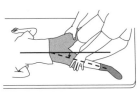 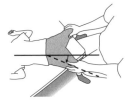

図1　　　　　　　図2

1．薄　筋
2．大内転筋
3．短内転筋
4．長内転筋
5．大腿筋膜張筋

午後2　Danielsらの徒手筋力テスト（段階1と0）で、検査者が触診する位置で正しいのはどれか。2つ選べ。ただし、すべて検査者の右手で触診をしている。

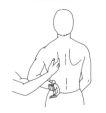 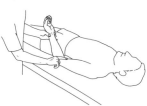

1．僧帽筋下部　　　2．腕橈骨筋

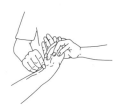 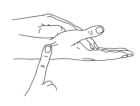

3．尺側手根屈筋　　4．長母指伸筋

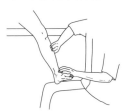

5．前脛骨筋

13

午後3 70代の女性。右利き。脳出血による重度の右片麻痺。長男の家族と同居している。発症後7か月で訪問による作業療法が開始された。初回評価のCOPMの結果を表に示す。適切なのはどれか。

作業の問題	重要度	遂行度	満足度
猫の世話をする	10	5	5
花の世話をする	9	6	7
自宅で入浴する	8	1	1
自分の食事を作る	7	3	3
読書をする	5	8	4

1．介入後に遂行度と満足度とを再評価する。
2．ADLである入浴から介入を開始する。
3．麻痺側上肢での調理を実施する。
4．すべて12段階で評価する。
5．猫の世話は家族に任せる。

午後4 70歳の女性。右利き。高血圧性脳出血。急性期の頭部CTを示す。この患者で最も出現しにくいのはどれか。
1．片麻痺
2．失語症
3．感覚障害
4．運動維持困難
5．中枢性顔面神経麻痺

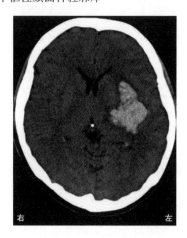

午後5 11歳の男児。Duchenne型筋ジストロフィー。症状が進行し、独歩が困難となり車椅子を導入した。つかまり立ちは可能だが、椅子からの立ち上がりや伝い歩きはできない。床上では座位は安定しており四つ這い移動も可能である。厚生省筋萎縮症研究班の機能障害度分類でのステージはどれか。
1．ステージ2
2．ステージ3
3．ステージ4
4．ステージ5
5．ステージ6

次の文により6、7の問いに答えよ。
74歳の女性。慢性閉塞性肺疾患。スパイログラムで1秒率は60％であった。胸部エックス線写真を示す。

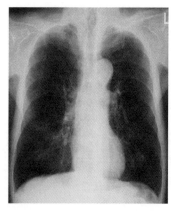

午後6 正しいのはどれか。
1．肺透過性低下
2．肺の過膨張
3．胸水貯留
4．肺水腫
5．心拡大

午後7 この患者の1回換気量は500mL、予備吸気量は1,700mL、予備呼気量は800mLであった。1秒量はどれか。
1．900mL
2．1,500mL
3．1,800mL
4．2,100mL
5．2,400mL

次の文により8、9の問いに答えよ。

32歳の女性。交通事故による左上腕切断（上腕長30%残存）。上腕能動義手の適合検査で、肘継手を屈曲させたときに手先具が口元に届かなかった。

午後8　考えられる原因はどれか。2つ選べ。
1．左肩屈曲の可動域低下
2．左肩伸展の筋力低下
3．左肩甲骨下制の筋力低下
4．右肩甲骨外転の筋力低下
5．右肩甲帯挙上の可動域低下

午後9　この患者の肘継手として適切なのはどれか。

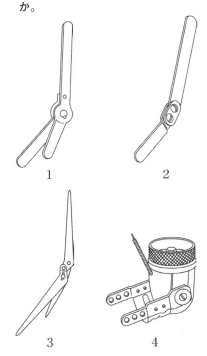

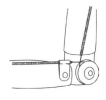

午後10　80代の女性。息子の家族と同居。孫の名前を忘れる、日付がわからない、居眠りする、洗濯や掃除を完了せず放置するなどのエピソードが頻繁にあり受診したところ、Alzheimer型認知症と診断され作業療法の指示が出た。介入で適切なのはどれか。
1．家事はできるだけ減らすよう指導する。
2．家事を複数同時に行わないよう指導する。
3．休息を今まで以上に多く取るよう指導する。
4．「今日は何月何日ですか」と家族に尋ねさせる。
5．「お孫さんの名前はなんでしたか」と毎回聞く。

午後11　座位保持装置の写真を示す。番号と名称の組合せで正しいのはどれか。
1．①——— バックサポート
2．②——— サイドガード
3．③——— 体幹ベルト
4．④——— 内転防止パッド
5．⑤——— レッグサポート

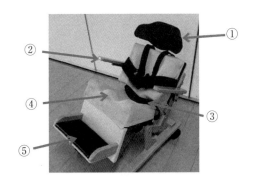

午後12　40歳の男性。Guillain-Barré症候群。発症後2週経過。麻痺の進行が止まり、機能回復を目的にベッドサイドでの作業療法が開始された。筋力はMMTで上肢近位筋3、上肢遠位筋2、下肢近位筋2、下肢遠位筋1である。この時期の作業療法で適切でないのはどれか。
1．体位変換
2．良肢位の保持
3．関節可動域訓練
4．座位耐久性の改善
5．漸増抵抗運動による筋力強化

次の文により 13、14 の問いに答えよ。

76 歳の女性、HDS-R（改訂長谷川式簡易知能評価スケール）が 19 点の Alzheimer 型認知症。グループホームで異食や他の入居者への暴力がみられるようになり、対応困難で精神科病院に入院となった。

午後 13　この時期の作業療法で優先する目的はどれか。
1．体力の維持
2．行動の統制
3．合併症の予防
4．作業能力の向上
5．施設環境への適応

午後 14　作業療法中にみられる行動障害への対応で適切なのはどれか。
1．患者に注意する。
2．患者を説得する。
3．行動を黙認する。
4．行動を制止する。
5．患者に理由を尋ねる。

午後 15　48 歳の男性。アルコール依存症。30 歳ころから仕事上のストレスにより飲酒量が増えてきた。40 歳ころから遅刻や欠勤を繰り返すようになり 2 年前に会社をやめた。2 か月前から連続飲酒状態となったため妻に付き添われて精神科を受診し、入院した。入院後 2 週経過し、離脱症状が落ち着いたため作業療法が開始された。この時期の作業療法で適切でないのはどれか。
1．家族同伴で心理教育を行う。
2．集団内で仲間意識を育てる。
3．自助グループへの参加を促す。
4．プログラムでの頑張りを促す。
5．退院後の生活について助言する。

次の文により 16、17 の問いに答えよ。

24 歳の女性。高校の授業で教科書を音読する際に声が震えて読めなくなり、それ以降、人前で発表することに恐怖感を抱くようになった。就職後、会議のたびに動悸や手の震え、発汗が生じるようになり、「変だと思われていないだろうか」、「声が出るだろうか」と強い不安を感じるようになった。最近になり「人の視線が怖い」、「会議に出席するのがつらい」と言うようになり、精神科を受診し外来作業療法が開始された。

午後 16　この患者の障害として適切なのはどれか。
1．社交（社会）不安障害
2．全般性不安障害
3．パニック障害
4．強迫性障害
5．身体化障害

午後 17　この患者に対する作業療法士の初期の対応で適切なのはどれか。
1．会議準備を十分行うよう助言する。
2．人前で発表する練習を取り入れる。
3．リラクセーションを指導する。
4．集団作業療法を基本とする。
5．体力の向上を促す。

午後 18　82 歳の女性。認知症。会社員の娘と認知症初期の夫との 3 人暮らしで、家族に介護されている。患者は興奮すると夫に暴言を吐き、物を投げつけ、不安が強くなると仕事中の娘に十数回電話する状況である。集団を嫌いデイサービスの利用は拒否していたため、訪問作業療法の指示が出た。まず行うべきなのはどれか。
1．服薬指導
2．家族への助言
3．身体機能の維持
4．趣味活動の拡大
5．記憶障害の改善

午後19　25歳の男性。統合失調症。大学卒業後、営業職に就いたものの、まもなく発症して入院となった。退院後、就労支援を受けたいという本人の希望があり、現在は配食サービスを行う事業所に通っている。事業所とは雇用契約を交わしており、職業指導員の指導の下に調理と配達業務を担当し、業務以外の悩みについては生活支援員に相談している。この患者が利用している就労支援サービス事業所として適切なのはどれか。

1．障害者就業・生活支援センター
2．就労継続支援A型事業所
3．就労継続支援B型事業所
4．障害者職業能力開発校
5．就労移行支援事業所

午後20　25歳の男性。Asperger症候群。うつ病を合併していたが最近になり改善した。就労意欲が高まったため就労に向けた評価を実施することになった。この患者に実施する評価で適切でないのはどれか。

1．SDS
2．HRS
3．PANSS
4．マイクロタワー法
5．VPI職業興味検査

午後21　関節可動域測定法（日本整形外科学会、日本リハビリテーション医学会基準による）で運動方向と基本軸の組合わせで正しいのはどれか。

1．肩甲帯拳上 ── 両側の肩峰を結ぶ線
2．肩内旋 ─── 肘を通る矢状面への垂直線
3．手伸展 ─── 尺　骨
4．股外旋 ─── 両側の上前腸骨棘を結ぶ線
5．足屈曲（底屈）─ 脛骨への垂直線

午後22　バランス能力を評価できるのはどれか。2つ選べ。

1．Repetition maximum
2．Functional reach test
3．Modified Ashworth scale
4．Timed up and go test
5．Functional assessment staging

午後23　簡易上肢機能検査（STEF）について正しいのはどれか。2つ選べ。

1．標準化された検査である。
2．左右それぞれ50点満点である。
3．8種類のサブテストから構成されている。
4．サブテストの所要時間から得点を算出する。
5．脳卒中患者の上肢機能評価として開発された。

午後24　BADSの下位項目にないのはどれか。

1．鍵探し検査
2．上中下検査
3．時間判断検査
4．行為計画検査
5．動物園地図検査

午後25　GATB（厚生労働省編一般職業適性検査）で測定できないのはどれか。

1．運動共応
2．言語能力
3．数理能力
4．対人関係
5．知的能力

午後26　運動失調がみられないのはどれか。

1．Wallenberg症候群
2．脊髄小脳変性症
3．Wernicke脳症
4．重症筋無力症
5．脊髄癆

午後27　手の腱損傷後の運動機能評価で適切なのはどれか。
1．DAS28（disease activity score 28）
2．Lansbury の活動性指数
3．MFT（manual function test）
4．MODAPTS（modular arrangement of predetermined time standards）
5．TAM（total active motion）

午後28　発症後3時間での脳梗塞の検出に有用なMRI 撮像法はどれか。
1．FLAIR 像
2．T1 強調像
3．T2 強調像
4．T2*（スター）強調像
5．拡散強調像

午後29　小児における能力低下の評価はどれか。
1．CARS（childhood autism rating scale）
2．DAM
3．GMFM
4．MMPI
5．PEDI

午後30　筋力増強訓練で正しいのはどれか。
1．遠心性収縮は筋が短縮する。
2．等尺性収縮は関節の動きを伴う。
3．等張性収縮は心疾患に禁忌である。
4．求心性収縮は抵抗が筋張力より大きいときに生じる。
5．等運動性収縮は可動域全体で筋力強化が可能である。

午後31　車椅子からの立ち上がり時に、後方重心となり介助を要する脳卒中片麻痺患者への対応で正しいのはどれか。
1．立ち上がる前に車椅子に深く座らせる。
2．両足の内側を密着させる。
3．足部は膝の位置より後方に引かせる。
4．天井を見るように指示する。
5．介助者がズボンを持って上に引き上げる。

午後32　疾患と用いられる自助具の組合せで正しいのはどれか。
1．片麻痺　——————　ボタンエイド
2．Parkinson 病　————　BFO
3．関節リウマチ　————　起き上がりひも
4．脊髄小脳変性症　————　リーチャー
5．筋萎縮性側索硬化症　——　軽量太柄スプーン

午後33　引き寄せ締結法（tension band wiring）により手術直後から骨折部の運動が開始できるのはどれか。
1．上腕骨骨幹部骨折
2．肘頭骨折
3．橈骨骨幹部骨折
4．Colles 骨折
5．舟状骨骨折

午後34　合併症のない急性心筋梗塞の患者において、厚生省「循環器疾患のリハビリテーションに関する研究班（平成8年度）」のリハビリテーションプログラムに基づき、次のステージへの進行が可能であるのはどれか。
1．動悸の出現
2．心室細動の出現
3．0.5mV の ST 低下
4．運動時心拍数 150/ 分
5．運動時収縮期血圧の 10mmHg 上昇

午後35　糖尿病患者にみられる病態で運動負荷が禁忌となるのはどれか。
1．高血圧症
2．感覚神経障害
3．脳梗塞後遺症
4．ケトアシドーシス
5．閉塞性動脈硬化症

午後36　熱傷患者に対する作業療法で誤っているのはどれか。
1．肥厚性瘢痕部は圧迫する。
2．急性期から装具で良肢位に保持する。
3．急性期はゆっくりとした運動を行う。
4．皮膚移植部は生着してから伸張する。
5．体幹の熱傷では肩関節は内転位とする。

午後37　がん患者の遺族が行うのはどれか。
1．Assertion（アサーション）
2．Grief work（グリーフワーク）
3．Validation（バリデーション）
4．Living will（リビングウィル）
5．Narrative approach（ナラティブアプローチ）

午後38　通所リハビリテーションについて正しいのはどれか。
1．個別訓練は提供できない。
2．医療保険での利用はできない。
3．3か月以内の短期的利用に限られる。
4．通所リハビリテーション専用の設備基準はない。
5．利用者20名に対する作業療法士の配置基準は1名である。

午後39　評価基準の一部を図に示す。評価法はどれか。

E（Endurance & Stability）/ 持続性・安定性	
E-1 現在の社会適応度	1 Good　0—1—2—3—4—5　Poor
E-2 持続性・安定性の傾向	2 　　　　0—1—2—3—4—5—6
R（self-Recognition）/ 自己認識	
R-1 障害の理解	1 Good (0)　(1)　(2)　(3)　(4)　Poor
R-2 過大（小）な自己認識	2
R-3 現実離れ	3

1．SMSF（inventory scale for mood and sense of fatigue）
2．精神障害者ケアアセスメント（日本作業療法士協会版）
3．BACS-J（統合失調症認知機能簡易評価尺度日本語版）
4．Rehab（精神科リハビリテーション行動評価尺度）
5．LASMI（精神障害者社会生活評価尺度）

午後40　うつ状態の患者の作業療法中にみられる訴えはどれか。
1．「考えが次々に浮かんできます」
2．「考えが声になって聴こえます」
3．「考えが他人に知られます」
4．「考えが全く浮かびません」
5．「考えが急に止められます」

午後41　復職を目指すうつ病患者の作業療法開始時の指導内容で適切なのはどれか。
1．仕事環境と同じ環境にする。
2．体力の回復を目指す。
3．関心の拡大を目指す。
4．時間厳守を目指す。
5．能力限界を試す。

午後42　Lewy 小体型認知症患者の作業療法にみられる特徴はどれか。
1．活動にむらがある。
2．姿勢保持が良い。
3．多幸的である。
4．作話が多い。
5．歩き回る。

午後43　アルコールによる精神障害に関連が強いのはどれか。
1．解　離
2．過　食
3．健　忘
4．強　迫
5．離　人

午後44　長期入院後の統合失調症患者の就労における作業内容として適切なのはどれか。
1．対人交流が多い。
2．精密な作業を含む。
3．勤務時間の変更が多い。
4．スピードを求められない。
5．自身の判断で手順を決められる。

午後45 うつ病に特徴的な考え方でないのはどれか。
1. 何でも自分のせいにする。
2. 白か黒かはっきりさせたがる。
3. 物事の悪い側面に注目してしまう。
4. 予測を悪い方に増長させてしまう。
5. 他人の言動の意図を悪い方にとらえる。

午後46 パニック障害の患者に対する作業療法の目的で適切なのはどれか。
1. 病識の獲得
2. 身辺処理能力の向上
3. 対人交流技能の向上
4. 不安対処能力の向上
5. 現実感喪失からの回復

午後47 作業療法中に簡単な作業であっても頻回に助言を求めるのはどれか。
1. 依存性パーソナリティ障害
2. 演技性パーソナリティ障害
3. 妄想性パーソナリティ障害
4. 非社会性パーソナリティ障害
5. 自己愛性パーソナリティ障害

午後48 Asperger 症候群患者の作業療法にみられる特徴はどれか。
1. コミュニケーションが得意である。
2. 流動的状況を好む。
3. 独自の手順がある。
4. 曖昧条件を好む。
5. 臨機応変である。

午後49 心因性のけいれん発作を繰り返す患者への対応で適切なのはどれか。
1. 叱咤激励する。
2. 心理検査を提案する。
3. 作業療法への参加を中止する。
4. その都度プログラムを変更する。
5. ストレス状況について話し合う。

午後50 心神喪失等の状態で重大な他害行為を行った者の医療及び観察等に関する法律（心神喪失者等医療観察法）について正しいのはどれか。
1. 対象者の行動管理が目的である。
2. 入退院の処遇は簡易裁判所で判断される。
3. 鑑定入院時の評価に作業療法士が関与する。
4. 指定入院医療機関には社会復帰調整官が配置される。
5. 社会復帰調整官は指定入院医療機関の退院決定から対象者と関わる。

第51回 問題

午前1 関節可動域測定（日本整形外科学会、日本リハビリテーション医学会基準による）の基本軸と運動方向で正しいのはどれか。2つ選べ。

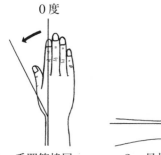

1．手関節橈屈

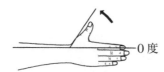

2．母指掌側外転

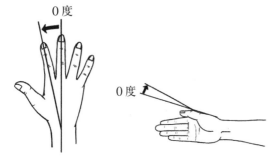

3．示指 MP 関節外転　4．母指 IP 関節伸展

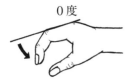

5．示指 DIP 関節屈曲

午前2 ASIA による脊髄損傷の神経学的・機能的国際評価表の感覚機能の髄節領域を図に示す。番号の標的感覚点を含む領域と脊髄のレベルとの組合せで正しいのはどれか。

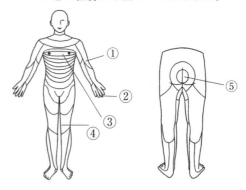

1．① —— C4
2．② —— C7
3．③ —— T10
4．④ —— L1
5．⑤ —— S1

午前3 35歳の男性。右利き。バイク事故のため救急搬送された。頭部 MRI の T2 強調像にて両側前頭葉の眼窩面と背外側とに高信号域が認められた。約1か月後に退院。半側空間無視、記憶障害および視知覚障害はないが、脱抑制による職場でのトラブルが続き作業療法を開始した。この患者に行う評価で正しいのはどれか。

1．BADS
2．BIT
3．RBMT
4．SLTA
5．VPTA

午前4 70歳の女性。頸髄完全損傷で第4頸髄機能残存。認知機能は正常である。受傷後6か月で在宅生活となり、訪問リハビリテーション時に踵部の発赤を認めた。原因として最も考えられるのはどれか。

1．痙　縮
2．褥　瘡
3．骨萎縮
4．静脈血栓症
5．異所性骨化

午前5　30歳の女性。左上腕切断（短断端）。図のような能動義手を選択した。この義手を使用して可能な動作はどれか。

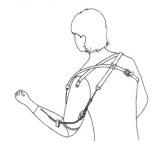

1．ドアノブを回す。
2．綿棒で耳かきをする。
3．30kgの米袋を持ち上げる。
4．エプロンの腰ひもを後ろで結ぶ。
5．包丁操作のときに野菜を押さえる。

午前6　52歳の女性。関節リウマチと診断されて3年が経過した。Steinbrockerのステージ II、クラス2。日常生活で両手関節の痛みを訴えている。観察された動作を図に示す。関節保護の指導が必要な動作はどれか。

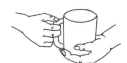

1．カップを持つ

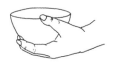

2．茶碗を持つ

3．テーブルを拭く

4．フライパンを持つ

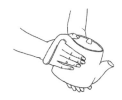

5．ポットで水を注ぐ

午前7　56歳の女性。右利き。脳出血で右片麻痺となり、保存的療法にて発症後7日が経過した。意識は清明。右上肢および手指はBrunnstrom法ステージ I。右肩関節に軽度の亜脱臼を認めるが、疼痛や浮腫はない。現時点でこの患者の右上肢に行う治療として最も適切なのはどれか。

1．筋再教育訓練
2．利き手交換訓練
3．間欠的機械圧迫
4．渦流浴
5．パンケーキ型装具装着

午前8　55歳の男性。脊髄小脳変性症。発症後3年経過。協調運動障害によってSTEF右46点、左48点である。この患者のパーソナルコンピュータ使用に適しているのはどれか。

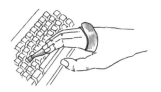

1．タイピングエイド

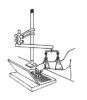

2．PSB

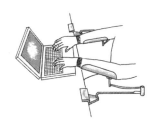

3．BFO

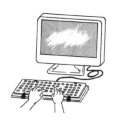

4．キーボードカバー

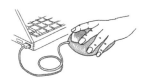

5．トラックボールマウス

午前9　57歳の女性。2か月前から夜間に右手の痛みで目が覚めることが続いている。3週前から右の母指示指と中指とにしびれが生じ、近くの整形外科を受診したところ手根管症候群と診断された。保存療法でスプリントを装着することになった。この患者に適したスプリントはどれか。

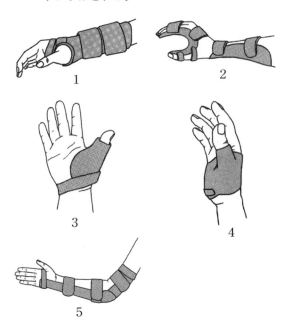

午前10　25歳の女性。脊髄完全損傷（第5胸髄節まで機能残存）。車椅子（寸法：全長85cm、全幅55cm、前座高42cm）での自立生活に向けて図のように住宅改修を行った。考えられる問題点はどれか。

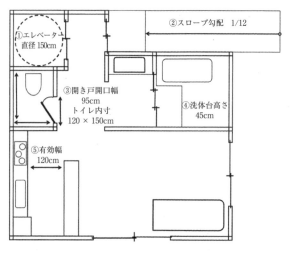

1．①のエレベーターに乗るとバックで出なければならない。
2．②の玄関スロープを上ることができない。
3．③のトイレに入った後で扉を閉めることができない。
4．④の洗体台が高く移乗できない。
5．⑤の車椅子用台所シンクに対面できない。

午前11　72歳の男性。肺癌の末期。意識障害はなく見当識良好で在宅生活を行っている。骨転移があり左肩と背部の疼痛を訴え、痛みのため歩行困難と食欲低下がある。まず行うべき対応はどれか。

1．嚥下訓練
2．疼痛管理
3．肩のROM訓練
4．経管栄養の開始
5．下肢筋力強化訓練

午前12 3歳の男児。脳性麻痺。床上に座れるが両手を使えるほどの安定性はない。四つ這いや伝い歩きで移動できる。この患児が15歳時にGMFCS-Expanded and Revised〈E＆R〉で同じレベルであった場合に予想される屋内移動の状態として最も適切なのはどれか。
1．手すりなしで階段昇降する。
2．短い距離を独歩する。
3．自走式車椅子を使う。
4．電動車椅子を使う。
5．寝返りで移動できない。

午前13 75歳の男性。脳梗塞による左片麻痺。回復期リハビリテーション病棟での作業療法をSOAP〈Subjective Objective Assessment Plan〉の方法を用いて記録している。Subjectiveに対応する記載はどれか。
1．「OTが訪室すると表情が乏しい」
2．「今日は調子が良くないです」
3．「OT開始時血圧126／78mmHg」
4．「ベッド車椅子間の移乗動作訓練3回実施」
5．「動作能力に変化なしと考えられる」

午前14 18歳の女子。身長160cm、体重35kg。交際していた相手から太っていると言われ、51kgだった体重を1年半で現在の体重まで減量した。月経は停止している。「まだまだ太っているのに私は意志が弱くてやせられない」と言い、体重減少が著明となったため、精神科を受診し、入院した。患者の評価として適切なのはどれか。
1．妄想がある。
2．解離性の症状がある。
3．転換性の症状がある。
4．注意力が障害されている。
5．ボディイメージが障害されている。

午前15 31歳の女性。2か月前に地元が大規模な災害に遭い、親が死亡したものの看護師として救助隊に加わり1か月活動した。通常の勤務に復帰後1週ころから不眠や中途覚醒が続くようになり、災害発生時の情景を夢で見るようになった。夫が様子を聞いても詳細を語ろうとせず、その後、自ら精神科を受診し外来作業療法が処方された。考えられる疾患はどれか。
1．適応障害
2．パニック障害
3．全般性不安障害
4．急性ストレス障害
5．PTSD〈外傷後ストレス障害〉

午前16 37歳の女性。境界性パーソナリティ障害。高校卒業後、アルバイトをしていたが、気に入らないことがあると急に家出することを繰り返すため仕事は長続きしなかった。薬物療法と同時に外来作業療法が開始となった。作業療法の目的で適切なものはどれか。2つ選べ。
1．居場所をつくる。
2．情緒の安定を図る。
3．治療者への依存を促す。
4．衝動性の行動化を促す。
5．治療者への理想化を促す。

午前17 40歳の女性。長年のアルコール摂取による肝硬変、膵炎および2次性糖尿病の合併症がある。飲酒を継続し家事ができなくなったことにより夫婦間の口論が多くなり、夫に連れられて精神科を受診し、入院となった。離脱症状が治まり、作業療法が開始された。作業療法士の支援で適切なのはどれか。
1．SSTを実施する。
2．他者との協調行動を促す。
3．酒害に関する心理教育を行う。
4．作業療法士への依存は容認する。
5．作業に対する頑張りを強化する。

午前18 35歳の女性。現在、6か月児の子育て中であるが、1か月前からテレビも新聞も見る気が起こらないほど周囲への興味と関心が低下し、児と触れ合うこともおっくうになった。物事の判断が鈍くなり、子育てに自信をなくし、自分を責め、ささいなことから不安になりやすくなったため、児を祖母に預けて精神科病院に入院した。入院翌日から不安の軽減を目的に作業療法が開始された。この患者に対する作業療法士の対応で適切なのはどれか。
1. 運動によって体力の増強を図る。
2. 趣味をみつけるよう働きかける。
3. 子育ての情報提供により関心を高める。
4. 集団のレクリエーションで気分転換を図る。
5. ゆとりが持てるような日中の過ごし方を話し合う。

午前19 45歳男性。統合失調症。自宅で単身生活をしている。精神症状は安定しているが、買い物に行くときを除き自宅に引きこもっている。週3回のヘルパーによる食事のサービスと惣菜による食事摂取をしている。偏食と間食が多く、身長167cm、体重92kgと肥満である。最近の血液検査の結果、脂質異常症と診断された。訪問作業療法における健康管理支援として適切なのはどれか。
1. 自炊を目指した調理訓練を提案する。
2. 抗精神病薬の変更を主治医に提案する。
3. 入院による生活リズムの改善を提案する。
4. 買い物はスタッフが代行することを提案する。
5. 散歩やストレッチなどの運動を取り入れることを提案する。

午前20 24歳の女性。知的障害。就労継続支援A型事業を利用中。就労意欲は高いが状況の判断能力が低く、他者の発言を被害的に受け取る傾向が強く欠勤が多くなり、作業療法士に相談に来た。この患者で優先して支援すべきなのはどれか。
1. 洞 察
2. 職場の変更
3. 作業耐久性の向上
4. 生活リズムの安定
5. 対人関係技能の向上

午前21 JCS〈Japan coma scale〉でI-3はどれか。
1. 痛み刺激で開眼する。
2. 呼びかけで容易に開眼する。
3. 開眼しており見当識障害がある。
4. 体を揺さぶることにより開眼する。
5. 開眼しており生年月日が言えない。

午前22 自覚症状から判断する心不全の重症度評価はどれか。
1. Killip 分類
2. NYHA 分類
3. Fontaine 分類
4. Forrester 分類
5. Hugh - Jones 分類

午前23 家族関係を示すジェノグラムについて正しいのはどれか。
1. 男性は△で表す。
2. 本人は○で表す。
3. 婚姻関係を線で囲む。
4. 死亡者は黒く塗りつぶす。
5. 親子の関係は二重線で表す。

午前24 毎日の生活について「バスや電車を使って1人で外出できますか」「日用品の買物ができますか」「自分で食事の用意ができますか」など、13項目の質問について「はい」又は「いいえ」で回答させる評価表の名称はどれか。
1. CHART-J
2. ESCROW Profile
3. FAI〈Frenchay Activities Index〉
4. 認知症高齢者の日常生活自立度の判定基準
5. 老研式活動能力指標

午前25 Horner症候群の症状として正しいのはどれか。2つ選べ。
1. 散 瞳
2. 縮 瞳
3. 眼瞼下垂
4. 結膜充血
5. 眼球運動障害

午前 26　障害された場合に Romberg 徴候が陽性となるのはどれか。
1．小　脳
2．被　殻
3．尾状核
4．視床下部
5．脊髄後索

午前 27　成人に対する口腔内・鼻腔内吸引行為について誤っているのはどれか。
1．吸引前に手を清潔にする。
2．吸引圧は吸引前に確認する。
3．1回の吸引は25秒以上かけて行う。
4．カテーテルを挿入後に陰圧をかける。
5．事前に水道水を通して正常に吸引できるかを確認する。

午前 28　乳幼児検診におけるスクリーニングでハンカチテスト（子供の顔を布で覆いそれを手で取り除けるかをみる検査）を実施する時期はどれか。
1．4か月
2．7か月
3．1歳
4．1歳6か月
5．3歳

午前 29　作業療法実践の枠組み〈Occupational Therapy Practice Framework；OTPF〉が示す作業療法の領域で、文脈〈Context〉に含まれないのはどれか。
1．個人的な状況
2．時間的な状況
3．社会的な状況
4．身体的な状況
5．文化的な状況

午前 30　高齢者の感覚機能の変化で正しいのはどれか。
1．塩味の感覚が低下する。
2．異臭に対して過敏になる。
3．温刺激に対して過敏になる。
4．遠くの物体に焦点を合わせにくくなる。
5．高い周波数より低い周波数の音の感度が低下する。

午前 31　成人期の二次障害として頸椎症性脊髄症を発症しやすい疾患はどれか。
1．先天性多発性関節拘縮症
2．アテトーゼ型脳性麻痺
3．痙直型脳性麻痺
4．骨形成不全症
5．分娩麻痺

午前 32　高次脳機能障害と治療法の組合せで正しいのはどれか。
1．記憶障害 ─────── 自律訓練法
2．失行症 ─────── 回想法
3．純粋失読 ─────── 認知行動療法
4．遂行機能障害 ─────── 間隔伸長法
5．半側空間無視 ─────── プリズム適応療法

午前 33　軽度認知障害〈MCI〉と診断された患者に対し外来作業療法を開始する際の対応で最も優先すべきなのはどれか。
1．記憶低下に対する不安の軽減
2．記憶障害の改善
3．身辺動作の改善
4．攻撃性の軽減
5．徘徊の軽減

午前 34　Hoehn & Yahr の重症度ステージ Ⅲ レベルの Parkinson 病への作業療法で適切なのはどれか。
1．車椅子操作
2．ポータブルトイレの導入
3．音声入力によるパソコン操作
4．棒体操による頸部体幹伸展運動
5．机上での細かいビーズを用いた手芸

午前 35　自助具と病態の組合せで正しいのはどれか。
1．透明文字盤 ─────── 片麻痺
2．レバー式水道栓 ─── 関節リウマチ
3．足用吸盤付きブラシ
　　　　　　　　─────── 頸髄完全損傷
4．ソックスエイド
　　　　　　　　──────アテトーゼ型脳性麻痺
5．万能カフ ─────── 進行性筋ジストロフィー

午前36　車椅子の走行介助で誤っているのはどれか。
1．緩斜面は前向きでキャスターを上げて下る。
2．段差は後ろ向きでキャスターを上げて昇る。
3．不整地面はキャスターを上げて走行する。
4．段差は後ろ向きに降りる。
5．坂道は後ろ向きで上る。

午前37　間隔尺度を用いる評価法はどれか。
1．FIM
2．MMT
3．Rehab
4．ROM
5．STEF

午前38　回復期リハビリテーション病棟について
　　　　正しいのはどれか。
1．環境調整は行わない。
2．病棟での訓練は行わない。
3．昭和60年に制度化された。
4．家庭復帰の推進を目標とする。
5．作業療法士の人員配置基準はない。

午前39　ICFで正しいのはどれか。2つ選べ。
1．すべての人に関する分類である。
2．環境因子は障害の程度とは関係がない。
3．生活機能の肯定的側面を表すことはできない。
4．分類された構成要素には評価点を付与できる。
5．個人因子は共通スケールを用いて量的に判定
　　できる。

午前40　統合失調症の認知機能を評価するために
　　　　用いる尺度はどれか。
1．GAF
2．BPRS
3．Rehab
4．PANSS
5．BACS−J

午前41　職業能力の評価基準の一部を図に示す。
　　　　評価法はどれか。

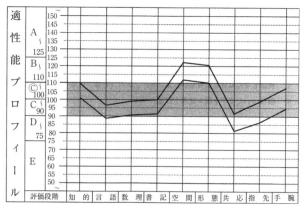

1．GATB
2．LASMI
3．VPI職業興味検査
4．職業レディネステスト
5．ワークサンプル法

午前42　胸が締めつけられる感じ、死んでしまう
　　　　のではないかという強い不安、動悸、息苦し
　　　　さなどが突然起こると訴える患者に対する症
　　　　状軽減を目的としたプログラムとして最も適
　　　　切なのはどれか。
1．SST
2．散　歩
3．絵　画
4．レクリエーション
5．リラクセーション

午前43　前頭側頭型認知症に比べAlzheimer型認
　　　　知症でみられやすい生活上の特徴はどれか。
1．万引きしても悪びれない。
2．同じものばかり食べ続ける。
3．物を盗られたと家族を疑う。
4．挨拶もなくふっと去っていく。
5．眼についた文字を次々読み上げる。

午前44　SSTの目的として最も適切なのはどれか。
1．病識の獲得
2．精神症状の改善
3．自動思考の修正
4．ストレス対処技能の強化
5．対人関係パターンの自己洞察

午前45　統合失調症患者が「自分は不老不死の薬を開発して人類を救うと突然わかった」と述べた。この症状はどれか。2つ選べ。
1．誇大妄想
2．作為体験
3．妄想気分
4．妄想知覚
5．妄想着想

午前46　うつ病の急性期における対応で正しいのはどれか。
1．未解決の重要事項の処理を勧める。
2．うつ病の診断であることを説明する。
3．自殺のリスクがあるので自殺を話題にしない。
4．修正型電気けいれん療法〈m-ECT〉は禁忌である。
5．器質的疾患が原因の場合には抗うつ薬による治療を行わない。

午前47　作業療法導入時の注意欠如・多動性障害の患者に対する配慮として正しいのはどれか。
1．ルールや禁止事項を数多く設ける。
2．他者と共同で行う作業を提供する。
3．失敗体験を基にした動機づけを図る。
4．不適応反応時の落ち着ける場所を確保する。
5．周囲からの刺激を受けやすい環境を設定する。

午前48　心神喪失等の状態で重大な他害行為を行った者の医療及び観察等に関する法律で、精神保健審判員（必要な学識経験を有する医師）とともに処遇を決定する職はどれか。
1．検察官
2．裁判官
3．都道府県知事
4．保護観察所長
5．精神保健福祉士

午前49　ACT〈Assertive Community Treatment〉の特徴はどれか。
1．休日を除き毎日提供される。
2．作業療法士が中心となり実施する。
3．地域の福祉施設の利用時に実施する。
4．原則的にサービス提供は無期限である。
5．対象は比較的軽度の精神障害者である。

午前50　被害妄想が持続し自宅に閉じこもることで安定している慢性期の統合失調症患者に対する訪問作業療法として適切な支援はどれか。
1．外出の促し
2．家事行為の指導
3．近所づきあいの指導
4．本人が困っていることの傾聴
5．内服薬の種類についての話し合い

午後1　Daniels らの徒手筋力テスト（段階5または段階4）で、棘下筋が主動作筋のテストはどれか。

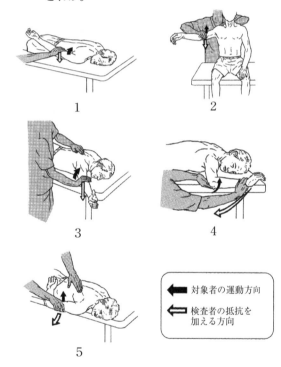

1　　　　　　　2

3　　　　　　　4

5

⬛ 対象者の運動方向
⬜ 検査者の抵抗を加える方向

午後2　82歳の女性。右利き。脳梗塞を発症して1か月が経過した。頭部 CT を示す。この患者にみられる症状で正しいのはどれか。

1．Broca 失語
2．他人の手徴候
3．半側空間無視
4．Gerstmann 症候群
5．超皮質性感覚性失語

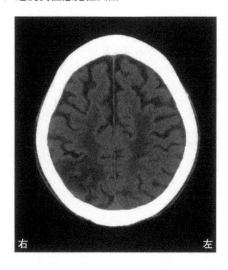

右　　　　　　　　　　　左

午後3　20歳の女性。頸髄完全損傷、Zancolli の四肢麻痺上肢機能分類で C6A。洗顔動作を図に示す。左上肢を用いて体幹を前傾し洗面台に顔を近づけることができる。この動作の力源となる筋はどれか。

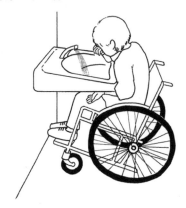

1．三角筋
2．腕橈骨筋
3．上腕二頭筋
4．橈側手根屈筋
5．橈側手根伸筋

午後4　24歳の男性。受傷後3か月の頸髄完全損傷。Zancolli の四肢麻痺上肢機能分類は C6B1。手関節の可動域制限はない。把持動作獲得のための装具として適切なのはどれか。

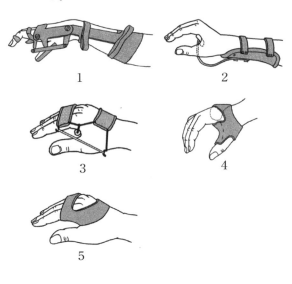

午後5　72歳の男性。心筋梗塞後の心電図を示す。この心電図でみられるのはどれか。

1．F 波
2．異常 Q 波
3．δ 波
4．PQ 延長
5．ST 低下

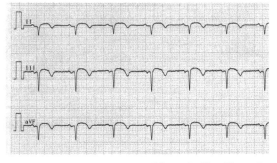

10mm/mV　25mm/s

午後6 65歳の男性。脳梗塞で左片麻痺となり1か月が経過した。Brunnstrom法ステージで上肢Ⅳ、手指Ⅳ、下肢Ⅳ。認知機能と感覚とに障害はない。非麻痺側上肢に機能的な問題はない。短下肢装具を用いて屋内歩行が可能。作業療法で適切でないのはどれか。

1．両手を用いたループ付きタオルによる洗体
2．立位で左手を用いたズボンの引き上げ
3．両手で頭上の高さの棚に衣類を収納
4．左手を用いたテーブルの雑巾がけ
5．両手を用いたタオルたたみ

午後7 67歳の男性。Parkinson病、Hoehn & Yahrの重症度分類ステージⅢ。室内は伝い歩きで屋外は歩行車を用いているが、最近、体幹の前屈傾向がみられ時々つまずいて転倒する。この患者の住環境整備で適切でないのはどれか。

1．段差の解消
2．手すりの設置
3．引き戸の導入
4．ベッドの導入
5．毛足の長いじゅうたんの設置

午後8 70歳の男性。肺癌末期だが意識は清明で四肢筋力も保たれている。感覚障害や四肢の浮腫もない。最近徐々に嗄声が出現した。原因として最も考えられるのはどれか。

1．反回神経麻痺
2．Raynaud現象
3．Pancoast腫瘍
4．上大静脈症候群
5．Lambert-Eaton症候群

午後9 在宅療養中のALS患者。筋力は頸部体感四肢MMT1である。関節拘縮はない。ベッド、車椅子移乗にリフトを導入することとなった。この患者に適した吊り具はどれか。

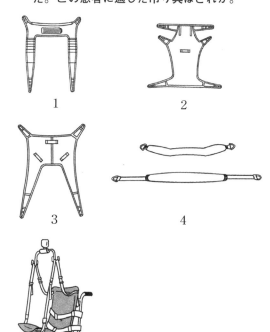

1

2

3

4

5

次の文により 10、11 の問いに答えよ。

　5 歳の男児。脳性麻痺。麻痺のタイプは痙直型両麻痺であり、図のように両手支持なしで座ることができる。

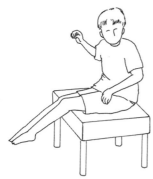

午後 10　この児で予想される所見はどれか。
　1．鉛管様現象陽性
　2．膝蓋腱反射減弱
　3．Galant 反射陽性
　4．足クローヌス陽性
　5．非対称性緊張性頸反射陰性

午後 11　この児で骨盤後傾を修正し、座位姿勢の改善を図るために最もストレッチが必要な筋はどれか。
　1．ハムストリングス
　2．大腿筋膜張筋
　3．大腿直筋
　4．前脛骨筋
　5．薄　筋

午後 12　70 歳の男性。脳血管障害による左片麻痺。車椅子からベッドへの移乗は介助バーを使用して 1 人で何とか可能である。初回評価時の車椅子からベッドへの移乗場面において、ベッド、車椅子、介助バー及び作業療法士の相対的な位置関係で適切なのはどれか。

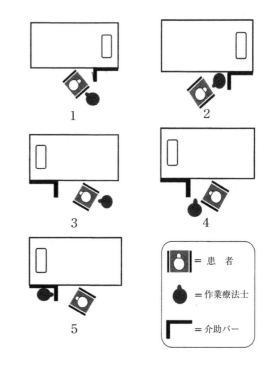

午後 13　27 歳の女性。20 歳ころに友人に勧められて覚醒剤を使用した。その後、常用するようになり、逮捕および服役を経験した。釈放後に民間のリハビリ施設を利用しながらアルバイトをしていた。1 か月前から同僚とのトラブルが続き、最近になり幻覚妄想様の発言が出現したため、父親に連れられて精神科を受診し、入院となった。入院後 3 週目に作業療法が処方された。導入初期のプログラムとして適切でないのはどれか。
　1．疾病について学習する。
　2．生活技能訓練に参加する。
　3．ピアサポーターと交流する。
　4．軽運動プログラムに参加する。
　5．グループリーダーを体験する。

次の文により 14、15 の問いに答えよ。

16 歳の女子。6 か月前から特にきっかけはないのに次第に手洗いと入浴の時間が長くなった。1 か月前から手洗いに 1 時間半以上を使う状況となり、自分でもおかしいと感じるようになった。母親が途中でやめさせると余計に不安になり、最近ではやめさせようとすると反発して暴言を吐くようになった。そのため父親が本人を説得して精神科を受診した。

午後 14　この患者が示す症状はどれか。
1．心気妄想
2．強迫行為
3．常同行為
4．チック障害
5．精神運動興奮

午後 15　作業療法中にたびたび手洗いを続けている。対応として最も適切なのはどれか。
1．手を汚す作業に参加を促す。
2．作業療法をしばらく中断する。
3．なぜ手洗いをしてしまうのか話し合う。
4．手洗い行動を見守りながら作業復帰を待つ。
5．手洗い行動が出たときに水道の蛇口を閉める。

午後 16　14 歳の女子。生来健康で活発であった。6 か月前からダイエットを契機に、拒食や過食嘔吐をするようになり、体重が 58kg（身長 158cm）から 41kg まで減少した。心配した母親に連れられて精神科を受診し、入院となった。3 週後、体重は 47kg を超えて作業療法が開始となったが、部屋にある料理の本をずっと眺めており「したいことに集中できない」と訴えた。この患者に対する作業療法士の説明として適切なのはどれか。
1．「気分転換できる作業を探しましょう」
2．「復学に向けた計画を考えていきましょう」
3．「料理に興味があるのですね。簡単なものから作ってみましょう」
4．「食物から距離を取るために、ここでは料理の本を見るのはやめましょう」
5．「今は休養が大事な時期です。何もせずゆっくり過ごすことを目標にしましょう」

午後 17　35 歳の女性。統合失調症。デイケアの就労準備プログラムに参加している。普段は生真面目で穏やかな性格であったが、3 週前から些細なことでいら立ち怒り出すようになった。悪化の原因を理解することを目的とした面接において、担当の作業療法士が優先して確認すべき項目はどれか。
1．食　欲
2．服薬状況
3．家族の問題
4．就労に向けた不安
5．デイケアの人間関係

午後 18　16 歳の女子。約 6 か月前から、壁に向かってぶつぶつと独りで話をしている。悪口が聞こえる、と周囲を怖がる様子がみられ、学校に行かず自宅に閉じこもることが多くなった。両親に説得されて病院を受診したが、自分は病気ではないと治療に抵抗するため、ACT ＜ Assertive Community Treatment ＞による訪問が開始された。この患者に優先すべきなのはどれか。
1．SST を実施する。
2．復学に向けた検討を行う。
3．治療の必要性を納得させる。
4．集団心理教育プログラムを行う。
5．患者の興味を話題にして関係性を築く。

午後 19　32 歳の女性。幼いころから落ち着きがなく、忘れ物も多かった。大学卒業後、医療事務の仕事に就いたが、仕事が忙しくなるとミスが多くなり、同僚にかんしゃくを起こすなど感情が不安定となった。仕事を休むことも多くなったため、職場の上司に勧められ、精神科を受診し、入院となった。2 週後、情緒的に落ち着いたところで作業療法が開始された。この患者の作業療法で予測される行動はどれか。
1．読書に没頭する。
2．他者との接触を避ける。
3．他者の作業種目に目移りする。
4．物を置いた場所を何度も確認する。
5．自分の作品の出来栄えに固執する。

午後20　28歳の男性。統合失調症。持続性の幻聴や被害妄想のため、21歳から入退院を繰り返していたが「働きたい」という本人の希望を尊重して、一般就労を目指して支援することになった。作業療法士を含めた多職種によって生活を支援する一方、地域障害者職業センターやハローワークと協力して、マッチングを図りながら24か月を限度に支援を行っている。この患者が受けている就労支援サービスはどれか。

1．就労移行支援
2．職場適応訓練
3．リワーク支援
4．就労継続支援A型
5．就労継続支援B型

午後21　関節可動域測定の運動方向と参考可動域角度（日本整形外科学会、日本リハビリテーション医学会基準による）の組合せで正しいのはどれか。2つ選べ。

1．肩関節水平伸展 ——— 30度
2．肘関節屈曲 ——— 120度
3．手関節伸展 ——— 50度
4．股関節外旋 ——— 45度
5．足関節屈曲 ——— 20度

午後22　QOLの評価法はどれか。2つ選べ。

1．CDR
2．FIM
3．Katz index
4．PGC モラールスケール
5．SF- 36

午後23　陶芸の作業工程において粘土の水分量を均一にするために行うのはどれか。

1．荒練り
2．菊練り
3．施　釉
4．手びねり
5．天日干し

午後24　多発性硬化症について正しいのはどれか。2つ選べ。

1．男性に多い。
2．発症は50代に多い。
3．脱髄病変がみられる。
4．視力低下が出現する頻度が高い。
5．運動負荷に制限を設ける必要はない。

午後25　集団遊びの発達段階のうち「平行遊び」の説明として正しいのはどれか。

1．1人で遊び、他の子供がいても話しかけたりしない。
2．他の子供の遊びを見て過ごし、声をかけることはあっても遊びには入らない。
3．他の子供のそばで同じような玩具で遊ぶが、他の子供への働きかけはない。
4．他の子供と一緒に遊ぶが、役割分担はみられない。
5．目的のもとに組織化されたグループで遊び、役割分担がある。

午後26　乳児期にフロッピーインファントの状態を示さない疾患はどれか。

1．Duchenne 型筋ジストロフィー
2．福山型筋ジストロフィー
3．Werdnig-Hoffmann 病
4．Prader-Willi 症候群
5．失調型脳性麻痺

午後27　OSA について正しいのはどれか。2つ選べ。

1．自己と環境についての質問で構成されている。
2．作業の遂行度を10段階で把握する。
3．人間作業モデルに基づいている。
4．自己の興味の種類を把握する。
5．行動観察評価である。

午後28　Functional brace が最も適応となる骨折はどれか。

1．橈骨遠位端骨折
2．橈骨頭骨折
3．肘頭骨折
4．上腕骨顆上骨折
5．上腕骨骨幹部骨折

午後29　加齢によって生じる嚥下機能の変化はどれか。

1．咳反射の亢進
2．嚥下反射の遅延
3．喉頭位置の上昇
4．唾液分泌量の増加
5．咽頭通過時間の短縮

午後30　深達性Ⅱ度熱傷に分類されるのはどれか。

1．表皮までの損傷
2．真皮浅層までの損傷
3．真皮深層までの損傷
4．皮下組織までの損傷
5．筋肉までの損傷

午後31　手指の血行障害による皮膚の潰瘍を合併しやすいのはどれか。

1．Guillain-Barré 症候群
2．Sjögren 症候群
3．Basedow 病
4．Behçet 病
5．強皮症

午後32　前交通動脈の動脈瘤塞栓術後に両側前脳基底部の梗塞で生じやすい症状はどれか。

1．構成障害
2．視覚失認
3．相貌失認
4．感覚性失語
5．健忘症候群

午後33　切断肢における断端管理で弾力包帯法ギプスソケット法に比べて優れている点はどれか。

1．義肢の装着が早い。
2．断端の成熟が早い。
3．創部の観察が容易。
4．断端の浮腫が少ない。
5．断端の疼痛が少ない。

午後34　廃用症候群が原因となるのはどれか。

1．脳梗塞
2．糖尿病
3．心筋梗塞
4．沈下性肺炎
5．閉塞性動脈硬化症

午後35　後期高齢者の介護予防事業で行った体力測定の結果の中で、転倒リスクが高いと解釈されるのはどれか。

1．握力：35 kg
2．10 m歩行時間：7 秒
3．開眼片脚立ち持続時間：25 秒
4．ファンクショナルリーチ：40 cm
5．Timed Up and Go Test〈TUG〉：20 秒

午後36　エビデンスレベルの高い順に左から並べたのはどれか。

1．症例検討 → 前後比較研究 → メタアナリシス
2．症例検討 → メタアナリシス → 前後比較研究
3．前後比較研究 → 症例検討 → メタアナリシス
4．メタアナリシス → 症例検討 → 前後比較研究
5．メタアナリシス → 前後比較研究 → 症例検討

午後37　介護保険で購入ではなく貸与の適応となるのはどれか。

1．移動式リフトの吊り具
2．簡易浴槽
3．腰掛便座
4．体位変換器
5．入浴補助用具

午後38　作業療法における標準感染予防策として適切なのはどれか。

1．手洗い後は共用の布タオルで水気を取る。
2．外気が入らないように部屋を閉めきる。
3．手は水に5〜10秒程度浸して洗う。
4．部屋は 40〜50%の湿度を保つ。
5．患者に触れる前後に手を洗う。

午後39　評価尺度について正しいのはどれか。

1．妥当性の検討法の1つとして再検査法がある。
2．信頼性の検討には他の標準的尺度との相関関係をみる。
3．名義尺度で用いられる代表値に中央値がある。
4．順序尺度で用いられる代表値に平均値がある。
5．間隔尺度で測定された2群の平均値の差の検定法にt検定がある。

午後40 てんかんについて正しいのはどれか。
1．単純部分発作では意識障害を伴う。
2．複雑部分発作では自動症がみられる。
3．高齢になるとてんかんの発症率は低下する。
4．症候性てんかんは特発性てんかんに比べ予後が良い。
5．認知症をきたす変性疾患がてんかんの原因となることはない。

午後41 我が国の認知症対策として適切でないのはどれか。
1．介護者への支援
2．施設入所の促進
3．若年性認知症施策の強化
4．認知症に関する知識の普及
5．リハビリテーションモデルの研究開発

午後42 身体表現性障害の患者に対する作業療法で最も適切なのはどれか。
1．現実検討能力を高める。
2．不安な気持ちを解釈する。
3．集団作業療法を基本とする。
4．対人関係能力の向上を図る。
5．感情表現を促す活動を提供する。

午後43 自閉性障害の子供の作業療法場面でみられる特徴はどれか。
1．新しい環境を好む。
2．同じ遊びに没頭する。
3．ままごと遊びをする。
4．身振りで意味を強調する。
5．周りの子供に関心をもつ。

午後44 認知症患者のケアにおける環境調整で適切でないのはどれか。
1．見守りがしやすい環境を整える。
2．居室のプライバシーを確保する。
3．自室の場所を分かりやすく掲示する。
4．親しみやすい家庭的な環境作りをする。
5．生活の道具を新しいものに入れ替える。

午後45 アルコール依存症患者への抗酒薬に期待できる効果はどれか。
1．不眠の改善
2．不安感の軽減
3．離脱症状の緩和
4．飲酒に対する嫌悪
5．幻覚妄想状態の改善

午後46 転換性障害のため歩行障害がみられる患者への作業療法で優先すべきなのはどれか。
1．住宅環境の整備を進める。
2．廃用性機能障害を予防する。
3．無意識の葛藤についての洞察を促す。
4．難易度の高い作業への挑戦を勧める。
5．器質的な原因との矛盾点に直面させる。

午後47 精神保健及び精神障害者福祉に関する法律に基づく入院で正しいのはどれか。
1．任意入院は本人の同意が必要ない。
2．措置入院は精神科病院管理者の判断による入院である。
3．緊急措置入院では作業療法を行ってはならない。
4．医療保護入院は家族等の同意による入院である。
5．応急入院は身体合併症の治療が目的である。

午後48 リエゾン精神医学について正しいのはどれか。
1．地域が主な活動領域である。
2．ストレングスモデルに基づく。
3．産業精神保健活動の1つである。
4．長期入院患者の退院支援を行う。
5．身体的疾患に伴う精神症状に対応する。

午後49 家族心理教育について正しいのはどれか。
1．病気に関する知識を増やす。
2．患者の育て方の振り返りを行う。
3．通常は個人プログラムとして行う。
4．患者は診断名を知らないことが前提となる。
5．EE＜Expressed Emotion＞を高める指導を行う。

午後50　精神障害者の就労支援について正しいの
　　　　はどれか。
　1．就労継続支援B型事業所では最低賃金が保障
　　　されていない。
　2．障害者就業・生活支援センターでは職場実習
　　　を斡旋しない。
　3．ジョブコーチは事業主への支援を行うことは
　　　できない。
　4．精神障害者は障害者雇用率に算定できない。
　5．精神障害者は障害者職業能力開発校の支援対
　　　象ではない。

●●●●●第 52 回 問題●●●●●

午前1　Daniels らの徒手筋力テストの段階5及び4の検査で正しいのはどれか。2つ選べ。（正答なし）

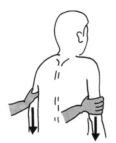

1．肩甲骨挙上

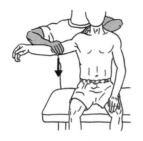

2．肩関節外転

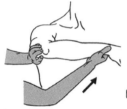

3．肘関節伸展

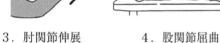

4．股関節屈曲

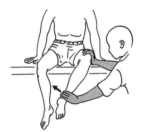

5．股関節外旋

検査者が抵抗を
加える方向

午前2　深部腱反射の検査における打腱器の叩打部位で正しいのはどれか。2つ選べ。

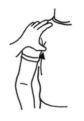

1．胸筋反射

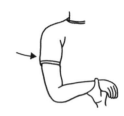

2．上腕三頭筋反射

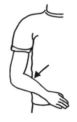

3．腕橈骨筋反射

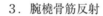

4．膝蓋腱反射

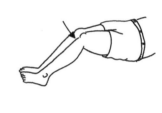

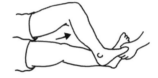

5．アキレス腱反射

　　　→ 叩打部位

午前3　65歳の女性。右利き。右被殻出血による左片麻痺。発症後4か月が経過した。Brunnstrom 法ステージは左上肢Ⅳ、左手指Ⅳ、左下肢Ⅵ。両手で可能な動作はどれか。
1．網戸を取り外す。
2．掃除機をかける。
3．天井の蛍光灯を変える。
4．豆腐を手掌の上で切る。
5．エプロンの腰ひもを後ろで結ぶ。

午前4　28歳の男性。右利き。交通事故による右前頭葉背外側部の頭部外傷のため入院した。作業療法が開始され、4か月が経過した。四肢に運動麻痺や感覚障害を認めず、歩行は自立している。日中はボーッとして過ごすことが多いが、促されると日課を行う。話しかければ日常会話は問題なく成立するが、自発話は乏しい。この患者の高次脳機能評価として最も適切なのはどれか。

1．BADS
2．SLTA
3．SPTA
4．VPTA
5．CBS〈Catherine bergego scale〉

午前5　30歳の男性。左上腕切断短断端。右利き。肘継手の屈曲および手先の開閉コントロールを行い、「釘打ちがしたい」との希望があり、上腕義手を作製することになった。選択する義手のパーツとして適切なのはどれか。

1．オープンショルダーソケット
2．リュックサックハーネス
3．単式コントロールケーブルシステム
4．能動肘ブロック継手
5．能動ハンド

午前6　65歳の男性。Parkinson病。方向転換の不安定性や突進現象を伴う歩行障害が出現し始めた。ADLは動作に制限があるものの自立している。家業である洋裁店を妻や長男夫婦の手助けで行っている。この時点でのHoehn &Yahrの重症度分類ステージはどれか。

1．Ⅰ
2．Ⅱ
3．Ⅲ
4．Ⅳ
5．Ⅴ

午前7　50歳の女性。左椎骨動脈解離によるWallenberg症候群で3週経過した。四肢に麻痺と高次脳機能障害はないが、摂食嚥下障害があり経鼻経管栄養が開始された。嚥下造影では咽頭収縮不良による左側咽頭通過障害を認め、唾液を常にティッシュで拭っている状態である。発熱はなく、呼吸状態は安定している。この患者への対応で正しいのはどれか。

1．間接訓練は禁忌である。
2．頸部左回旋して嚥下する。
3．間欠的経管栄養の適応はない。
4．垂直座位で唾液の誤嚥を防ぐ。
5．頸部の筋力訓練は禁忌である。

午前8　図のように右股関節を最大屈曲させた際に、左大腿部の挙上がみられた。短縮が最も考えられる筋はどれか。

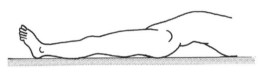

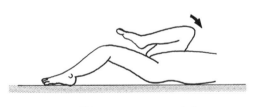

　　　➡　対象者の運動方向

1．大腿筋膜張筋
2．大腿直筋
3．中殿筋
4．縫工筋
5．大腰筋

午前9 図は痙直型両麻痺を示す脳性麻痺児（GMFCS レベルⅢ）の長座位姿勢である。後方に倒れるのを防ぐため上体を起こそうと全身の筋緊張を強め努力している。その際に上肢に起こる連合反応として適切なのはどれか。

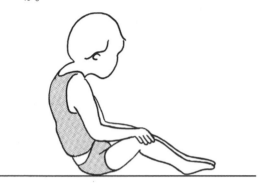

1．肩甲骨の拳上
2．肩関節の外転
3．肘関節の伸展
4．前腕の回外
5．手関節の背屈

午前10 75歳の女性。自宅の浴室で転倒し右大腿骨頸部を骨折したため人工股関節置換術（後外側アプローチ）が施行された。担当医からは患側への全荷重が許可されている。この患者に対する ADL 指導で正しいのはどれか。

1．割り座で靴下をはく。
2．和式の畳生活を勧める。
3．靴ひもを結ぶときはしゃがむ。
4．椅子は座面の低いものを使用する。
5．階段を下りるときは右足を先に下ろす。

午前11 49歳の女性。多発性筋炎で入院中である。ステロイドによる寛解を認め、ベッドサイドでのリハビリテーションが開始された。この患者の運動負荷を調節する際に指標となる血液検査はどれか。

1．総ビリルビン
2．クレアチニン
3．血中尿素窒素
4．クレアチンキナーゼ
5．アルカリフォスファターゼ

午前12 70歳の男性。右利き。右内頸動脈閉塞による左片麻痺のため回復期リハビリテーション病棟に入院中。意識清明。日用物品の使用に不便はないが、右側を向いていることが多く、左側の対象物への気付きが遅れることがある。物事には積極的に取り組む一方で、他者へ脈絡なくたびたび話しかけてしまう。この時期の患者の評価法として適切なのはどれか。2つ選べ。

1．Apathy scale
2．BIT
3．FAB
4．GATB
5．WAB

午前13 78歳の女性。脳梗塞による左片麻痺。身長160cm。発症後7か月経過。便座上座位保持時、立ち上がり時および立位保持時には手すりが必要で、下衣着脱は手すりに右肩を当てて行う。トイレに図のようなL型手すりを設置する。設置位置の寸法で適切なのはどれか。

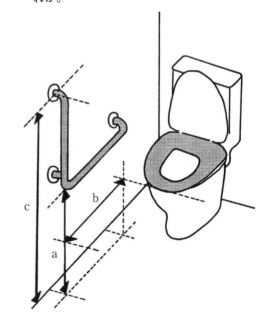

1．a：40cm、b：50cm、c：120cm
2．a：65cm、b：75cm、c：150cm
3．a：65cm、b：25cm、c：150cm
4．a：80cm、b：75cm、c：150cm
5．a：80cm、b：25cm、c：120cm

午前14 32歳の女性。アルコール依存症。美容師として働く兼業主婦。25歳ごろから飲酒量が増えた。現時点では、仕事や家事に大きな支障はない。このまま飲酒を続けていると大変なことになると思い、飲酒量を減らそうと努力しているが、飲み始めるといつも深酒してしまう。1人の力では断酒できないと悩み、自ら精神科病院を受診し入院治療を受けることになった。回復を目的とした作業療法の評価で最も重要度が高いのはどれか。

1．見当識
2．基礎体力
3．金銭管理
4．自己評価
5．日常生活能力

午前15 51歳の女性。パート勤務。職場で突然、動悸がして息苦しくなり口をパクパク開けて過呼吸となった。「出勤するとまた発作が起こりそうだ」と言って自宅に閉じこもっている。この患者の症状で考えられるのはどれか。

1．適応障害
2．身体化障害
3．解離性昏迷
4．パニック障害
5．急性ストレス反応

午前16 67歳の女性。作業療法中に傾眠傾向が続いた日があるかと思えば、声かけにははきはきと受け答えをする日もある。部屋の間違いや道に迷うことも多い。あるとき突然「カーテンの陰に人がいる」と話し怯えだした。この患者の原因疾患として最も可能性が高いのはどれか。

1．Alzheimer 型認知症
2．Lewy 小体型認知症
3．前頭側頭型認知症
4．正常圧水頭症
5．血管性認知症

午前17 45歳の男性。統合失調症。20年間の入院の後、退院してグループホームに入居することになった。作業療法士は患者の強みとしての性格、才能、希望、環境について、日常生活、経済的事項、仕事などの項目に分けて本人と一緒に確認・文章化し、患者の言葉を用いて退院後の目標を立てた。本アセスメントの根拠となるモデルはどれか。

1．ICF モデル
2．人間作業モデル
3．ストレングスモデル
4．脆弱性－ストレスモデル
5．CMOP〈Canadian Model of Occupational Performance〉

午前18 57歳の女性。夫と寝たきりの母親との3人暮らし。編み物を趣味としていた。患者は手の抜けない真面目な性格で、介護が2年続いたころから「体が動かない。死んでしまいたい」と寝込むようになった。夫に連れられ精神科病院を受診し入院。1か月後に作業療法が導入となった。しかし、作業療法士に「母のことが気になるんです。ここにいる自分が情けない」と訴えた。この患者への対応として適切なのはどれか。

1．主治医に早期の退院を提案する。
2．他の患者をお世話する役割を提供する。
3．趣味の編み物をしてみるよう提案する。
4．休むことも大切であることを説明する。
5．他の患者との会話による気晴らしを促す。

午前19　7歳の男児。幼児期から落ち着きがなく、他の子供から遊具を取り上げる、列に並べない、座って待てないことが多かった。小学校入学後も、周囲の生徒の文房具を勝手に使う、課題に集中せず席を離れるなどが頻繁にみられていた。自宅でも落ち着きがなく、母親が注意すると興奮する状況であった。この男児について作業療法士が担当教員から相談を受けることになった。担当教員への助言内容として適切なのはどれか。

1．注意・叱責は強く行う。
2．男児の席を教室の中心に設ける。
3．望ましい行動が生じたら直ちに褒める。
4．不得意なことは時間を要しても習得を目指す。
5．集団生活に必要なルールを本人に詳しく説明する。

午前20　43歳の男性。統合失調症。幻聴と妄想が消失せず9年間の入院生活を送っていたが、入院患者の地域生活移行を進める方針の下、地域のアパートを借りて退院することになった。そこで、本人の地域生活を支えるため、作業療法士、看護師、精神保健福祉士、医師らがチームを組み、24時間365日体制で相談や訪問のサービスを開始した。このサービスに該当するのはどれか。

1．Assertive Community Treatment〈ACT〉
2．Illness Management and Recovery〈IMR〉
3．Individual Placement and Support〈IPS〉
4．Intentional Peer Support〈IPS〉
5．Wellness Recovery Action Plan〈WRAP〉

午前21　理学療法士及び作業療法士法の規定内容について正しいのはどれか。2つ選べ。

1．作業療法士は業務独占資格である。
2．作業療法士の診療報酬を規定している。
3．国家試験に合格した日から業務を行うことができる。
4．業務上知り得た人の秘密を他に漏らしてはならない。
5．作業療法は社会的適応能力の回復を図るために行われる。

午前22　研究法の説明で正しいのはどれか。

1．横断研究は症例の経過を追って情報収集する。
2．メタアナリシスは多数の研究を数量的に統合して検討する。
3．留め置き調査法は集団で実施した調査票をその場で回収する。
4．縦断研究は年齢の異なる集団を同時期に調査して年齢群を比較する。
5．ABA型のシングルケースデザインは2種目の治療介入効果を立証できる。

午前23　人間作業モデルについて誤っているのはどれか。

1．役割の変化を評価する。
2．作業の興味を評価する。
3．作業の重要度を10段階で評価する。
4．人が作業に適応できるように介入する。
5．人を意志、習慣化および遂行能力の相互作用でとらえる。

午前24　SOAPに関する説明で正しいのはどれか。

1．Oには患者の言葉をそのまま記載する。
2．Sには作業療法の評価結果を記載する。
3．Oから治療方針を定めたものがPである。
4．Pには他部門からの情報やカルテ情報を記載する
5．SとOを専門的知識によって分析した内谷をAに記載する。

午前25　頭部単純CTで発症直後から診断できるのはどれか。

1．脳梗塞
2．脳出血
3．Parkinson病
4．多発性硬化症
5．白質ジストロフィー

午前 26　右利きの患者の頭部 CT を示す。最も考えられる症状はどれか。
1．左半側空間無視
2．視覚失認
3．着衣失行
4．左右失認
5．片麻痺

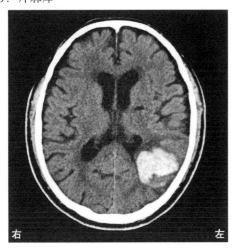

右　　　　　　　　　　左

午前 27　遠城寺式乳幼児分析的発達検査における手の運動で、生後 9 ～ 10 か月の発達段階であるのはどれか。
1．ガラガラを振る。
2．積木を 2 つ重ねる。
3．鉛筆でぐるぐる丸を書く。
4．瓶の蓋を開けたり閉めたりする。
5．おもちゃを一方の手から他方に持ち替える。

午前 28　Zancolli の四肢麻痺上肢機能分類の C6B3 で機能が残存している筋はどれか。2 つ選べ。
1．円回内筋
2．総指伸筋
3．深指屈筋
4．上腕三頭筋
5．尺側手根伸筋

午前 29　Colles 骨折の合併症で起こりやすいのはどれか。
1．肘関節脱臼
2．腋窩神経麻痺
3．橈骨神経麻痺
4．正中神経麻痺
5．長母指屈筋腱断裂

午前 30　作業療法中の低血糖発作で注意すべきなのはどれか。
1．深い呼吸
2．喉の渇き
3．手の震え
4．皮膚の乾燥
5．筋緊張の亢進

午前 31　疾患と作業種目の組合せで適切なのはどれか。
1．Parkinson 病 ――――― 毛糸のかぎ針編み
2．関節リウマチ ――――― タイルモザイク
3．脊髄小脳変性症 ――――― 彫　刻
4．慢性閉塞性肺疾患 ―― 木　工
5．筋萎縮性側索硬化症 ―― パソコン操作

午前 32　右半球損傷による全般性注意障害の片麻痺患者に対する初期の基本動作支援について正しいのはどれか。
1．移乗動作の誤りを繰り返し修正する。
2．杖歩行は複数人とすれ違う環境から開始する。
3．車椅子駆動練習は外乱の少ない環境から開始する。
4．寝返りにおける性急な動作は口頭指示で修正する。
5．起き上がり動作は一連の動作を一度に口頭で指導する。

午前 33　標準型車椅子座位姿勢で起きる座圧変化で正しいのはどれか。
1．仙骨座り〈骨盤後傾〉では尾骨部に高い圧がかかる。
2．骨盤左回旋姿勢では右大転子に高い圧がかかる。
3．体幹右側屈姿勢では左坐骨に高い圧がかかる。
4．円背姿勢では下部腰椎部に高い圧がかかる。
5．骨盤前傾姿勢では仙骨部に高い圧がかかる。

午前 34　手背の深達性 II 度熱傷に対する急性期のスプリンティング肢位で正しいのはどれか。
1．母指掌側外転
2．母指 MP 関節伸展
3．第 2 ～ 5 指 MP 関節伸展
4．第 2 ～ 5 指 PIP 関節屈曲
5．第 2 ～ 5 指 DIP 関節屈曲

午前35　関節リウマチ患者に対する生活指導で正しいのはどれか。
1．枕は高くする。
2．手関節は掌屈位を保つ。
3．階段は1足1段で上る。
4．本は眼の高さに置いて読む。
5．茶碗は指間を広げて支える。

午前36　上肢にリンパ浮腫がある乳癌術後患者に対する生活上の指導として最も適切なのはどれか。
1．日光浴をする。
2．患肢の拳上を避ける。
3．高い温度で温浴をする。
4．アームスリングで保護する。
5．正常なリンパ節へ向けてマッサージを行う。

午前37　ポピュレーションアプローチによる予防の対象として最も適切なのはどれか。
1．膵臓癌
2．白内障
3．生活習慣病
4．統合失調症
5．慢性腎臓病〈CKD〉

午前38　障害者の日常生活及び社会生活を総合的に支援するための法律〈障害者総合支援法〉における日常生活用具支給制度の対象となるのはどれか。
1．T字杖
2．前腕義手
3．電動車椅子
4．モールド型座位保持装置
5．重度障害者用意思伝達装置

午前39　ICFの構成要素である活動と参加に関する説明で適切なのはどれか。
1．情動機能は、活動と参加に含まれる。
2．実行状況と能力の2つの評価点によって評価する。
3．活動とは生活・人生場面への関わりのことである。
4．活動と参加は、それぞれ独立したリストとして示される。
5．活動制限は、本人の主観的な困難を基準として評価する。

午前40　精神障害者の就労と最も関連があるのはどれか。
1．精神症状の程度
2．精神障害の診断名
3．職業前訓練の時間
4．これまでの入院期間
5．就労へのモチベーション

午前41　統合失調症の精神病後抑うつからの回復初期の指標はどれか。2つ選べ。
1．億劫感
2．空腹感
3．熟眠感
4．疲労感
5．不安感

午前42　「自分は劣っている」と自信が持てず、他人からの批判や拒絶に敏感で対人関係や社会参加が損なわれている。最も考えられるパーソナリティ障害はどれか。
1．妄想性
2．依存性
3．非社会性
4．統合失調質
5．不安性（回避性）

午前43　70歳以上を対象にした介護予防事業に用いられる評価で、表に示す質問項目を用いるのはどれか。

No.	質問項目	回答（いずれかに○をお付け下さい）	
1	バスや電車で1人で外出していますか	0．はい	1．いいえ
2	日用品の買物をしていますか	0．はい	1．いいえ
3	預貯金の出し入れをしていますか	0．はい	1．いいえ
4	友人の家を訪ねていますか	0．はい	1．いいえ
5	家族や友人の相談にのっていますか	0．はい	1．いいえ

1．作業質問紙
2．基本チェックリスト
3．役割チェックリスト
4．NPI興味チェックリスト
5．障害老人の日常生活自立度

午前44　アルコール離脱直後の作業療法で最も優
　　　　先すべきなのはどれか。
1．内　省
2．仲間づくり
3．体力づくり
4．治療への動機付け
5．生活設計の立て直し

午前45　発病後間もないうつ病患者への対応で適
　　　　切なのはどれか。
1．気分転換になる活動を勧める。
2．自殺についての話題は避ける。
3．回復の可能性は高いことを強調する。
4．心構えに問題があることを説明する。
5．重大な決断は早く済ませるように促す。

午前46　PTSD〈外傷後ストレス障害〉に関する
　　　　支援方法として適切なのはどれか。
1．体験に伴う認知の再構成を促す。
2．集団の中で体験を語ることを避けさせる。
3．トラウマ体験は想起させないようにする。
4．巧緻性を必要とする作業を用いて集中を促す。
5．フラッシュバックは短期間で治まる可能性が
　　高いことを説明する。

午前47　神経性無食欲疾患者の入院治療について正
　　　　しいのはどれか。
1．活動量は目標体重に達してから増やす。
2．早期から高カロリーの栄養補給を行う。
3．全身状態の安定より先に行動療法を行う。
4．食行動の問題が改善するまで入院は継続する。
5．入院中に自己誘発性嘔吐がみられたときは退
　　院させる。

午前48　小児自閉症患者に勧める活動として最も
　　　　適切なのはどれか。
1．トランポリンで遊ぶ。
2．ままごとで父親役をする。
3．テレビを見ながら宿題をする。
4．野球のキャッチボールをする。
5．苦手な感覚を繰り返し受ける。

午前49　認知症患者の周囲を困らせる行動への対
　　　　応で最も適切なのはどれか。
1．すぐに制止する。
2．論理的に説得する。
3．単独での行動を勧める。
4．新たな住環境を用意する。
5．行動のパターンから原因を探る。

午前50　患者に手本となる他者の振る舞いを見せて
　　　　学んでもらう面接技術はどれか。
1．モデリング
2．コーチング
3．シェイピング
4．リフレーミング
5．プロンプティング

午後1　関節可動域測定法（日本整形外科学会、日
　　　　本リハビリテーション医学会基準による）で
　　　　正しいのはどれか。

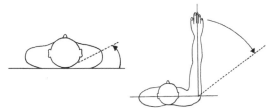

1．肩甲帯屈曲　　　2．肩関節水平伸展

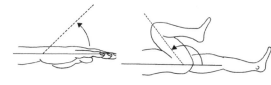

3．手関節伸展　　　4．股関節屈曲

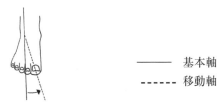

――――　基本軸
------　移動軸

5．足部内転

午後2　72歳の男性。以前から心電図異常を指摘されていた。心電図を示す。正しいのはどれか。

1．心房細動
2．心房粗動
3．WPW症候群
4．洞不全症候群
5．Ⅰ度房室ブロック

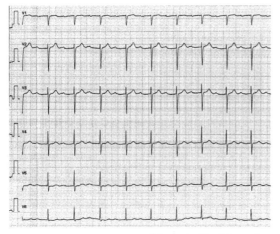

10mm/mV　25mm/s

午後3　70歳の男性。1年前から誘因なく四肢末梢の感覚障害と筋力低下が出現している。次第に脱力は進行し、手指の巧緻性低下と歩行障害をきたしている。頸部MRIのT2強調像を示す。頸髄の変化が最も大きい部位はどれか。

1．第2頸椎・第3頸椎間
2．第3頸椎・第4頸椎間
3．第4頸椎・第5頸椎間
4．第5頸椎・第6頸椎間
5．第6頸椎・第7頸椎間

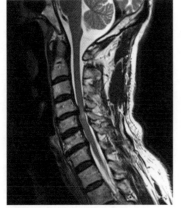

前　　　　　　　　　　後

午後4　67歳の男性。Lewy小体型認知症。退職しているにもかかわらず時々会社に行こうとするが、説明をすると納得する。「子供が部屋の中にいる」と訴えることが増えた。日常の動作は緩慢となり、歩行も困難になったため入院した。この患者に対する作業療法の際に適切なのはどれか

1．幻視の訴えを正す。
2．身体の活動量を減らす。
3．リズムのある反復動作は避ける。
4．転倒しやすいことを本人に伝える。
5．過覚醒を防ぐために照明を暗くする。

午後5　25歳の男性。右前腕切断。筋電義手の作製にあたり、ハンドを開くために長短橈側手根伸筋の筋電位を検出した。近位から見た右前腕横断面の模式図を示す。ハンドを閉じるために検出する筋はどれか。

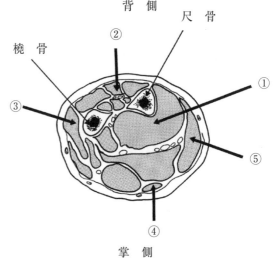

背側
尺骨
橈骨
②
③
①
⑤
④
掌側

1．①
2．②
3．③
4．④
5．⑤

午後6　58歳の男性。両手の母指と示指で紙をつまみ、左右に引っ張ったときの写真を示す。考えられる末梢神経障害はどれか。

1．右 Guyon 管症候群
2．右手根管症候群
3．右後骨間神経麻痺
4．左前骨間神経麻痺
5．左肘部管症候群

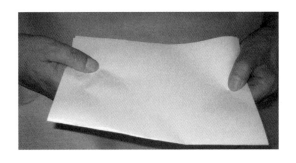

午後7　8歳の男児。二分脊椎。股関節の屈曲が可能である。図のようにズボンをはくことができる最も上位レベルの Sharrard の分類はどれか。

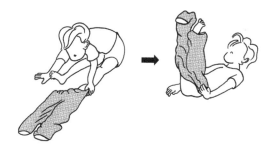

1．Ⅰ群
2．Ⅱ群
3．Ⅲ群
4．Ⅳ群
5．Ⅴ群

午後8　20代の男性。頸髄損傷完全麻痺（Zancolliの四肢麻痺上肢機能分類 C6B2）。仰臥位から長座位へ垂直方向の起き上がり動作獲得のために練習を行っている。図に示す肢位で肩甲帯を左右に振り重心を移動することを繰り返す。正常以上の関節可動域拡大を目的とした関節運動はどれか。

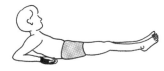

1．頸部伸展
2．肩甲骨外転
3．肩関節水平伸展
4．肩関節内旋
5．肩関節外旋

午後9　図はアテトーゼ型脳性麻痺児の摂食訓練の様子である。実施している手技（オーラルコントロール）の目的として適切でないのはどれか。

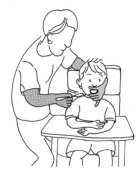

1．頭部コントロールの援助
2．口周辺の過敏の脱感作
3．口唇閉鎖の援助
4．咀嚼運動の促通
5．舌突出の防止

午後10　68歳の男性。慢性呼吸器疾患。「最近、入浴すると息切れがする」との訴えがある。入浴指導として正しいのはどれか。

1．片手で髪を洗う。
2．首まで湯につかる。
3．短いタオルで背中を洗う。
4．吸気に合わせて動作を行う。
5．長座位で膝を立てて足を洗う。

午後 11　57歳の男性。筋萎縮性側索硬化症と診断されて 3 年が経過。四肢や体幹に運動麻痺を生じてベッド上の生活となり ADL は全介助。さらに球麻痺症状を認め、安静時も呼吸困難を自覚する。この患者がコミュニケーション機器を使用する際の入力手段として適切なのはどれか。

1．舌
2．手　指
3．口　唇
4．呼　気
5．外眼筋

午後 12　80歳の男性。体重 70kg。介護者は腰痛のある 70 歳の妻で体重 39kg。誤嚥性肺炎による 1 か月の入院後、下肢の廃用性の筋力低下をきたしている。端座位保持は可能であるが、立ち上がりは手すりを把持しても殿部が挙上できずに全介助である。立位は手すりを把持して保持できるが、足踏み動作は困難である。車椅子への移乗介助に使用する福祉用具の写真を示す。妻の腰痛を助長しないことを優先して選択する用具として適切なのはどれか。

1．①
2．②
3．③
4．④
5．⑤

①　スライディングボード

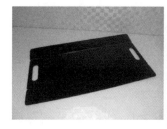

②　突っ張り棒型縦手すり

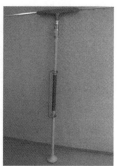

③　移乗用介助ベルト

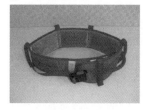

④　ベッド柵（移動バー）

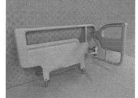

⑤　介助グローブ

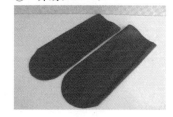

午後13 24歳の女性。統合失調症。2か月前から
スーパーの惣菜コーナーで働いている。週1
回、外来作業療法を利用しており、仕事や生
活の様子を話題にしながら患者の体調の確認
を行っている。作業療法士が気を付けるべき
状態悪化時のサインとして適切でないのはど
れか。
1．不穏な状態になる。
2．睡眠時間が長くなる。
3．仕事を休みがちになる。
4．仕事仲間に疑い深くなる。
5．仕事上のミスが多くなる。

午後14 55歳の男性。うつ病。職場で苦手なパソ
コン操作を行う業務を担当するようになり、
不眠、意欲低下および抑うつ気分がみられる
ようになった。希死念慮も認められたため入
院となった。入院後1か月経過し、作業療法
が開始された。初回評価で優先度が高いのは
どれか。
1．体　力
2．家族関係
3．思考障害
4．作業能力
5．職場環境

午後15 32歳の女性。統合失調症。デイケアに通
所しているが、いつも人を避けるように過ご
していることが多い。スタッフが面談の中で
その理由を尋ねると「会話をしていると、途
中から何を話しているのか分からなくなりま
す。それが恐くて人と話をする自信がないで
す」と訴えた。この患者の症状の評価で最も
適切なのはどれか。
1．GAF
2．BADS
3．WCST
4．Rehab
5．BACS - J

午後16 55歳の男性。アルコール依存症に肝機能
障害を合併。仕事上のトラブルから連続飲酒
状態となり入院治療に至った。退院後、依存
症専門デイケアを利用することになったが、
少し位なら飲んでも大丈夫と思っている様子
であった。妻同伴で担当作業療法士と面接を
行った際に再発予防のための助言を受けるこ
ととなった。作業療法士の対応として最も適
切なのはどれか。
1．断酒の意志の弱さを患者に指摘する。
2．飲みたい場合は少量にとどめるよう患者に勧
める。
3．患者の飲酒状況を把握してもらうよう妻に依
頼する。
4．体力回復を促すため患者の食事管理を妻に依
頼する。
5．Alcoholics Anonymous〈A. A.〉への参加を
患者に勧める。

午後17 17歳の女子。高校2年生。高校入学時、
身長158cm、体重55kgであったが、同級生
に「太っている」と言われ、食事を制限して
半年間に12kgやせた。高校1年の秋ごろか
ら月経が不順になり、半年前から無月経と
なった。このため無月経と体重減少とを主訴
に入院治療が開始されたが各種検査を受ける
ことに抵抗感が強い。母親は「もともと太っ
てなどいなかったと説得して欲しい」と希望
する。作業療法士の患者に対する治療的態度
として適切なのはどれか。2つ選べ。
1．心理的な問題には触れない。
2．食事については、本人の判断に任せる。
3．受容的態度で、健康状態についての本人の考
え方を尋ねる。
4．母親の希望を受け入れて元の体重でも肥満で
なかったことを説明する。
5．全身的な健康状態を確認する必要性を伝え、
臨床検査を受けることを勧める。

午後18　8歳の男児。小児自閉症と診断されている。言語発達の遅れがみられ、軽度の精神遅滞を合併している。小学校に入学した後、「先生が何を言っているか分からない」と訴えた。保護者も強く希望し、特別支援学校に転校した。この児とのコミュニケーションにおいて、作業療法士が最も留意すべきなのはどれか。

1．一度に複数の指示をする。
2．絵やカードを豊富に使い指示をする。
3．言葉より表情の変化で意図を伝える。
4．不適切な行動は時間をおいてから指摘する。
5．個別にではなく集団の一員として声をかける。

午後19　79歳の女性。Alzheimer 型認知症。趣味の詩吟や洋裁をして過ごしていたが、75歳ごろから物忘れが目立ち始めた。最近、夫が入院して独居となったが、洋裁や家事ができなくなり自信を喪失して介護老人保健施設に入所となった。HDS - R10点で、日付、減算、遅延再生および野菜の想起に失点を認めた。問題行動は特に認めない。この患者に対する自己効力感の向上を目的とした作業療法導入時の作業として適切なのはどれか。

1．詩　吟
2．洋　裁
3．計算ドリル
4．献立づくり
5．立体パズル

午後20　19歳の男性。統合失調症。幻覚妄想がみられ、両親に付き添われて精神科病院を受診した。病識は曖昧であったが、外来医師と両親の説得で本人が入院に同意した。入院2日目の夜になって「こんなところにいては、お前はダメになる。薬を飲むと頭が変になってしまうぞという声が聞こえる。一刻も早く退院したい。入院時の同意は取り下げる」と強く訴え興奮したため、精神保健指定医の判断によって、両親の同意の下、非自発的な入院形態に変更された。この患者の変更後の入院形態はどれか。

1．医療保護入院
2．応急入院
3．緊急措置入院
4．措置入院
5．任意入院

午後21　作業療法に関する歴史において誤っているのはどれか。

1．Adolf Meyer は感覚統合療法を提唱した。
2．呉秀三は欧州における作業の効果を紹介した。
3．Philippe Pinel は精神病者を拘束的環境から解放した。
4．昭和40年に理学療法士及び作業療法士法が制定された。
5．自立生活〈IL〉運動は患者の自己決定権尊重をもたらした。

午後22　あるスクリーニングテストの結果を表に示す。このテストの感度はどれか。

	疾患あり	疾患なし
テスト陽性	20人	20人
テスト陰性	5人	30人
小　計	25人	50人

1．20%
2．40%
3．50%
4．60%
5．80%

午後23　患者に対する OSA について正しいのはどれか。

1．役割の有無を示す。
2．身体機能の状態を示す。
3．行動状況を VAS で示す。
4．生活史をスロープで示す。
5．希望する改善点を優先順位で示す。

午後24　作業療法評価に理論とモデルを用いる目的で誤っているのはどれか。

1．疾病を診断する。
2．治療方針を示す。
3．治療の妥当性を示す。
4．守備範囲を明確にする。
5．治療効果の正当性を示す。

午後25　我が国の脊髄損傷の疫学について正しいのはどれか。

1．男性よりも女性が多い。
2．不全損傷よりも完全損傷が多い。
3．頸髄損傷よりも胸腰髄損傷が多い。
4．原因はスポーツ事故よりも転倒が多い。
5．受傷年齢は20代をピークとした一峰性を示す。

午後26　上肢切断はどれか。

1．Boyd 切断
2．Syme 切断
3．Pirogoff 切断
4．Chopart 切断
5．フォークォーター切断

午後27　評価法の説明で正しいのはどれか。2つ選べ。

1．EuroQol は2つの項目で評価される。
2．PGC モラール・スケールは2件法である。
3．SF-36 は健康関連 QOL を測定する評価である。
4．役割チェックリストは20の役割の有無と価値を評価する。
5．老研式活動能力指標は手段的自立と知的能動性の2因子で構成されている。

午後28　地域包括ケアシステムに関する説明で適切なのはどれか。2つ選べ。

1．2020年を目途に整備を進めている。
2．地域差をなくし、画一的なシステムを構築することを目的としている。
3．障害者福祉センターはこのシステムの中核的機関として設置されている。
4．住まい・医療・介護・予防・生活支援の一体的な提供を目的としている。
5．NPO、ボランティア、民間企業等の多様な事業主体が参画するシステムである。

午後29　道具の把握形態において、編み棒と同じ手の構えをとる道具はどれか。

1．スプーン
2．千枚通し
3．つまようじ
4．筆
5．包　丁

午後30　脳性麻痺児の粗大運動能力を評価する尺度はどれか。

1．PEDI
2．GMFM
3．K-ABC
4．WeeFIM
5．MACS〈Manual ability classification system for children with cerebral palsy〉

午後31　次の症候のうち Guillain-Barré 症候群で最も頻度が高いのはどれか。

1．聴神経麻痺
2．視力障害
3．眼瞼下垂
4．顔面神経麻痺
5．Babinski 徴候陽性

午後32　糖尿病性ケトアシドーシスに関連する呼吸はどれか。

1．下顎呼吸
2．起坐呼吸
3．Biot 呼吸
4．Kussmaul 呼吸
5．Cheyne-Stokes 呼吸

午後33　排痰法はどれか。2つ選べ。

1．Mendelsohn 手技
2．体位ドレナージ
3．スクイージング
4．口すぼめ呼吸
5．Jakobson 法

午後34　感覚受容器の刺激の対象が主に皮膚である促通法はどれか。

1．Brunnstrom 法
2．Bobath 法
3．Rood 法
4．Fay 法
5．PNF

午後35 頸椎に不安定性のある急性期頸髄損傷の関節可動域訓練で角度を制限する関節はどれか。
1. 肩関節
2. 手関節
3. 股関節
4. 膝関節
5. 足関節

午後36 上肢装具と目的について正しいのはどれか。
1. ウェブスペーサ
　　　　　　　　　　　　　　── 母指外転筋短縮予防
2. Thomas スプリント ── 手関節中間位固定
3. 指用ナックルベンダー ── PIP 関節屈曲補助
4. 肘屈曲型アームスリング ── 肩関節外転位保持
5. フレクサーヒンジ・スプリント
　　　　　── 手関節屈曲機能を利用した把持動作

午後37 視覚障害者への対応で正しいのはどれか。
1. 伝い歩きをするときは障害者の手掌を周囲に接触させる。
2. 点字の利用では読む面と書く面を同じにする。
3. 歩行時に介助者は障害者の後方に位置する。
4. 白杖は2歩先の状況が分かる長さとする。
5. 視覚の代償手段として義眼がある。

午後38 慢性期頸髄損傷の残存機能レベルと使用する機器の組合せで正しいのはどれか。
1. 第3頸髄節 ── 環境制御装置
2. 第4頸髄節 ── 人工呼吸器
3. 第5頸髄節 ── チンコントロール電動車椅子
4. 第6頸髄節 ── BFO
5. 第7頸髄節 ── コックアップスプリント

午後39 幻覚の精神症状評価を含む尺度はどれか。2つ選べ。
1. BPRS
2. CDR
3. FAST
4. LASMI
5. PANSS

午後40 アルコール依存症の患者の離脱症状を示す発言はどれか。
1. 「自分は飲酒量を減らさなければならない」
2. 「二日酔いで子供の運動会に行けなかった」
3. 「飲酒した晩の翌朝、迎え酒をすると汗がおさまる」
4. 「妻が自分の飲酒についてあれこれ言うのが不愉快だ」
5. 「自分は昔に比べて、ずいぶん酒が強くなったと思う」

午後41 神経症性障害患者の作業療法導入時の評価で最も重視すべきなのはどれか。
1. 就労関連技能
2. 身辺処理能力
3. 精神内界の葛藤
4. 基本的な心身機能
5. 症状への対処方法

午後42 認知症の BPSD〈behavioral and psychological symptoms of dementia〉はどれか。
1. 失語
2. 失認
3. 徘徊
4. 記憶障害
5. 判断力低下

午後43 Alzheimer 型認知症患者の自尊心の回復を目指した作業療法の目標で優先すべきなのはどれか。
1. 成功体験
2. 見当識の改善
3. 遂行機能の改善
4. 空間認知力の改善
5. 短期記憶力の向上

午後44　急性期を脱した後、まだ外的刺激への敏感さが残る統合失調症患者の作業療法導入時の対応で適切なのはどれか。

1．役割を付与する。
2．対人交流を促す。
3．定期的な実施を心がける。
4．複数の作業療法士で対応する。
5．退行的行動に対しては関与を控える。

午後45　うつ病患者の作業療法で適切な作業活動はどれか。

1．中断が容易なもの
2．疲労感を自覚しにくいもの
3．他者との優劣が分かりやすいもの
4．複雑で完成すると達成感が得られるもの
5．病前に到達していた水準と現在を比較できるもの

午後46　境界性パーソナリティ障害の患者に対する作業療法で正しいのはどれか。2つ選べ。

1．退行を許容する。
2．集団作業への参加を促す。
3．柔軟な枠組みを提供する。
4．攻撃衝動の適応的発散を促す。
5．主観的な苦悩を共感的に理解する。

午後47　選択性緘黙児に対する作業療法導入時のコミュニケーションの方法として適切でないのはどれか。

1．表　情
2．筆　談
3．会　話
4．ジェスチャー
5．アイコンタクト

午後48　てんかん患者が作業療法中に強直間代発作の重積状態を呈したときの対応として最も優先すべきなのはどれか。

1．家族に連絡する。
2．呼吸を確認する。
3．服薬状況を確認する。
4．四肢を押さえて固定する。
5．心電図モニターを装着する。

午後49　急性の幻覚妄想状態が軽減してから1週間が経過した統合失調症患者に対して行う高校復学を目標とした外来作業療法導入時の目的として適切なのはどれか。

1．余暇活動の促進
2．社会参加の促進
3．生活リズムの獲得
4．対人スキルの向上
5．デイケアへの移行練習

午後50　精神障害者の就労支援方法と実施機関の組合せで正しいのはどれか。

1．リワーク ――――― ハローワーク
2．ジョブコーチ ―― 地域障害者職業センター
3．職場適応訓練 ―― 保健所
4．トライアル雇用 ― 地域包括支援センター
5．ジョブガイダンス ― 障害者就業・生活支援センター

●●●●●第 53 回 問題●●●●●

午前1　85歳の女性。右利き。突然の意識消失のため救急搬入された。入院後、意識は回復した。発症後2時間のMRI拡散強調像を示す。今後この患者に生じる可能性の高い症状はどれか。

1．拮抗失行
2．左右失認
3．運動性失語
4．社会的行動障害
5．左半側空間無視

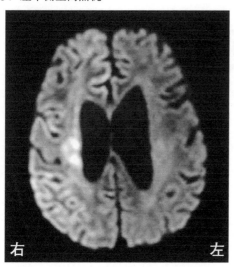

午前2　図は探索反射を検査している場面である。正しいのはどれか。

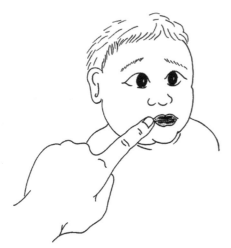

1．反応は生涯続く。
2．満腹時には出現しにくい。
3．生後2か月ごろに出現する。
4．刺激されると嚥下反射が起こる。
5．刺激と反対側へ頭部が回旋する。

午前3　Danielsらの徒手筋力テストの段階5及び4の検査で、検査者の抵抗をかける手の位置で正しいのはどれか。2つ選べ。ただし、矢印は検査者の加える力の方向を示す。

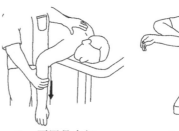

1．肩甲骨内転　　　　2．肩関節外転

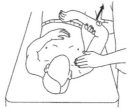
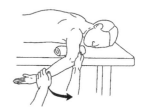

3．肩関節水平内転　　4．肩関節内旋

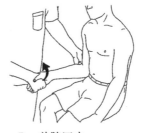

5．前腕回内

午前4　29歳の男性。バイク転倒事故による右前頭葉脳挫傷および外傷性くも膜下出血。事故から2週後に意識清明となり、作業療法が開始された。運動麻痺と感覚障害はない。礼節やコミュニケーション能力は保たれているが、感情表出は少なく、ぼんやりとしていることが多い。既知の物品操作方法は覚えているが、事故後の出来事に関する情報は忘れやすい。作業療法開始時間までに支度を整えることが難しく、しばしば時間に遅れる。この患者の状態を評価するために適切と考えられる評価法はどれか。2つ選べ。

1．BADS
2．RBMT
3．SLTA
4．SPTA
5．VPTA

午前5 上腕能動義手の適合検査において、コントロールケーブルシステムの操作効率をチェックする計算式を以下に示す。コントロールケーブルシステムの操作効率 (%) $= \frac{A}{B} \times 100$ A にあたる計測はどれか。(採点除外)

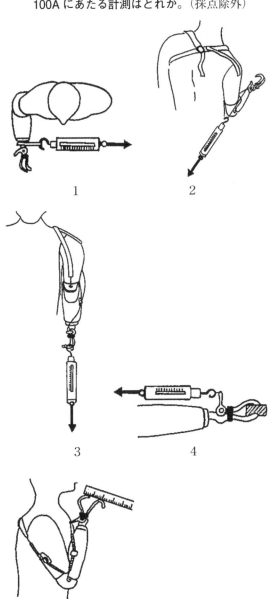

1　　　　　2

3　　　　　4

5

午前6 手の写真を示す。上腕骨骨幹部骨折による神経麻痺によって生じやすいのはどれか。

1. ①
2. ②
3. ③
4. ④
5. ⑤

① 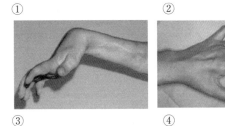　②

③ 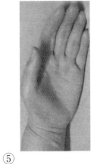　④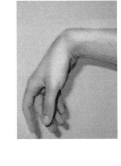

⑤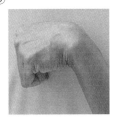

午前7　検査の写真を示す。ASIA における T1 の key muscle の検査はどれか。

1. ①
2. ②
3. ③
4. ④
5. ⑤

①
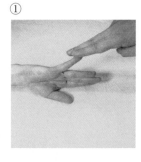

②
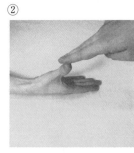

③
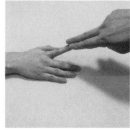

④
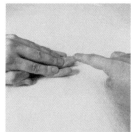

⑤
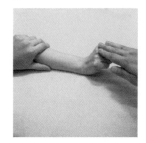

午前8　図のような腕神経叢損傷で障害される動きはどれか。

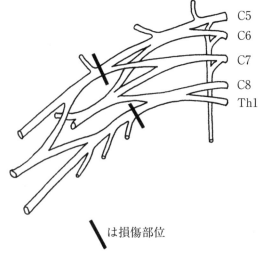

C5
C6
C7
C8
Th1

┃は損傷部位

1. 肩甲帯の挙上
2. 肘関節の屈曲
3. 手関節の背屈
4. 肩関節の外転
5. 肩関節の水平伸展

午前9 7歳の男児。脳性麻痺の痙直型両麻痺。GMFCS レベルⅢ。床上を前方へ移動する様子を示す。考えられる状態はどれか。

1. 頭部保持能力の低下
2. 両側上肢の支持能力の低下
3. 下部体幹の支持能力の低下
4. 両側肩甲帯周囲筋の筋緊張低下
5. 左右股関節の交互分離運動能力の低下

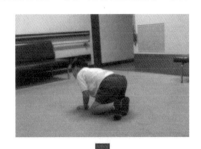

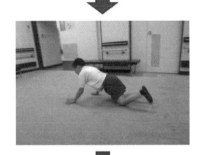

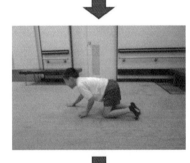

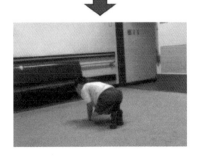

午前10 尺骨の骨幹部骨折での固定範囲で正しいのはどれか。

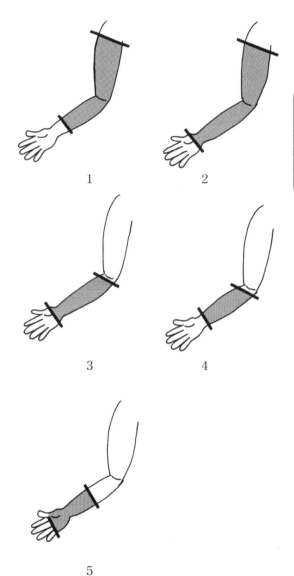

午前11 72歳の女性。関節リウマチ。Steinbrocker のステージⅢ、クラス3。訪問リハビリテーションを行っている。最近、新たに後頸部痛と歩きにくさとを訴えている。この患者への対応として適切でないのはどれか。

1. 転倒予防の指導を行う。
2. 頸部の可動域運動を行う。
3. 調理の際に椅子の使用を勧める。
4. 高い枕を用いないよう指導する。
5. 柔らかいマットレスを避けるよう指導する。

午前12 80歳の男性。要介護2。妻と2人暮らし。上肢機能は保たれているが、下肢の支持性の低下がある。認知機能は保たれている。尿意はあり、日中は洋式トイレでズボンの上げ下ろしの介助を受けて排尿している。便失禁はないが、夜間の居室での排尿方法を検討している。「妻を起こさずに自分で排尿したい」との希望がある。排泄用具の写真を示す。選択する排泄用具として適切なのはどれか。

1. ①
2. ②
3. ③
4. ④
5. ⑤

①間欠式バルーン
　カテーテル

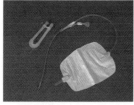

②差し込み式便器

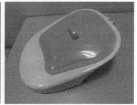

③自動排泄処理装置
　（おむつ型）

④自動吸引式集尿器
　（手持ち型）

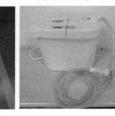
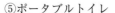

⑤ポータブルトイレ

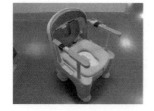

午前13 55歳の男性。2年前に筋萎縮性側索硬化症と診断された。2か月前に誤嚥性肺炎を起こして入院した。肺炎改善後、胃瘻が造設された。構音障害が重度で、発音は母音のみ可能、発声持続時間は8秒。湿性嗄声はない。唾液の空嚥下は可能である。上肢の筋力はMMTで4レベルであるが、体幹および下肢の筋力は3。歩行のFIMは1、移乗のFIMは6及びトイレ動作のFIMは6であった。自宅退院を計画している。この患者に対する対応で正しいのはどれか。

1. 食事を常食で再開する。
2. エアマットの使用を勧める。
3. 透明文字盤の使用を勧める。
4. ポータブルトイレの使用を勧める。
5. チンコントロール電動車椅子を導入する。

午前14 23歳の男性。高校卒業後、公務員として働いていた21歳時に統合失調症を発症したため退職し、入院した。退院後は家業を手伝っていたが、命令的内容の幻聴によって3日間放浪したため、2度目の入院となった。1か月後に退院し、実家からデイケアに通い始めた。この時点で把握すべき情報として最も重要なのはどれか。

1. 認知機能
2. 対人関係
3. 余暇の過ごし方
4. 就労に対する希望
5. 精神症状の生活への影響

午前15 23歳の男性。2か月前から職場の業務がシフト勤務になり夜勤が入るようになった。1か月前から日中の眠気を取るために、カフェイン入りの栄養ドリンクを1日4本以上飲むようになった。妄想や抑うつ感などは特に訴えてはいないが、不眠といらだちを主訴に精神科を受診した。この患者に対して初期にすべき介入はどれか。

1. 精神分析療法
2. 認知行動療法
3. グループワーク
4. 抗精神病薬の投与
5. 栄養ドリンクの減量

午前16 67歳の女性。認知症。2年前ごろから身だしなみに気を遣わずに出かけるようになった。次第に同じ食事メニューを繰り返し作る、日常会話で相手の言葉をオウム返しにする、買い物をしても代金を払わず、とがめられても気にしないといったことが多くなったため、家族に付き添われて精神科を受診し入院した。作業療法が開始された。この患者にみられる特徴はどれか。

1．転倒しやすい。
2．情動失禁がみられる。
3．手続き記憶が損なわれる。
4．時刻表的生活パターンがみられる。
5．「部屋にヘビがいる」といった言動がある。

午前17 28歳の女性。産後うつ病。育児休暇中である。元来、何事にも手を抜けない性格。出産から4か月経過したころから、子どもの成長が気になり始め、夫に不安をぶつけるようになった。次第に「母親失格」と言ってはふさぎ込むようになったため、夫に連れられて精神科を受診し入院となった。1か月半後、個別的作業療法が開始となったが、手芸中に「私は怠け者」とつぶやく様子がみられた。この患者に対する作業療法士の対応として適切なのはどれか。

1．日記を取り入れる。
2．育児の振り返りを行う。
3．患者の不安な気持ちに寄り添う。
4．家族の育児への協力方法について話し合う。
5．性格による自己否定的考えについて話し合う。

午前18 29歳の女性。歩行困難を主訴に整形外科外来を受診したが器質的問題が認められなかったため、紹介によって精神科外来を受診し入院することとなった。手足が震え、軽い麻痺のような脱力があり、自立歩行ができないため車椅子を使用している。立位保持や移乗に介助を必要とし、ADLはほぼ全介助である。この時点の患者に対する作業療法で適切なのはどれか。2つ選べ。

1．自己洞察を促す。
2．自己表現の機会を増やす。
3．集団活動で役割を担わせる。
4．自己中心的な依存は受け入れない。
5．身体機能に対する治療的な介入を行う。

午前19 26歳の女性。衝動的な浪費や奔放な異性交遊の後に抑うつ状態となり、リストカットを繰り返していた。常に感情が不安定で、空虚感や見捨てられることへの不安を訴える。職場での対人関係の悪化をきっかけに自殺企図が認められたため入院となった。この患者に対する作業療法で適切なのはどれか。

1．患者の申し出に応じて面接を行う。
2．初回面接で自殺企図について話し合う。
3．攻撃性がみられた場合には治療者を替える。
4．患者の希望に合わせてプログラムを変更する。
5．治療目標や治療上の契約を繰り返し確認する。

午前20 52歳の男性。統合失調症で精神科入院歴があるが、この9年間は治療中断しており、時々幻聴に影響された言動がみられる。医師の往診の後、何とか本人の同意を得て訪問支援開始となった。初回訪問時、居間で20分ほど落ち着いて話ができる状況である。初期の訪問において、作業療法士が最も留意すべきなのはどれか。

1．服薬勧奨を積極的に行う。
2．1日に複数回の訪問を行う。
3．身の回りの整理整頓を促す。
4．毎回違うスタッフが訪問する。
5．本人の興味や関心事を把握する。

午前21 作業療法に関する歴史について正しいのはどれか。

1．IL運動によってADLが誕生した。
2．作業療法の起源は道徳療法にある。
3．呉秀三は認知行動療法を実践した。
4．加藤普佐次郎は肢体不自由児施設の創始者である。
5．昭和20年に理学療法士作業療法士法が制定された。

午前22 国際疾病分類ICD－10について正しいのはどれか。2つ選べ。

1．作成したのはWHOである。
2．障害の階層性を表している。
3．生活モデルに基づく分類である。
4．精神障害に特化した分類である。
5．我が国の死因統計はこの分類に準拠している。

午前23　回復期リハビリテーション病棟入院中の脳血管障害患者の在宅復帰支援において適切なのはどれか。

1．入院早期から家屋評価を行う。
2．介護保険を利用し、福祉用具をレンタルして外泊訓練を行う。
3．在宅ケアスタッフへの情報提供は、簡潔にするためになるべく略語を用いる。
4．訪問リハビリテーションスタッフに、病院で行っているリハビリテーション内容を継続するよう申し送る。
5．生活行為向上マネジメント〈MTDLP：management tool for daily life performance〉を用いて入院生活環境のアセスメントを行う。

午前24　人間作業モデルについて正しいのはどれか。2つ選べ。

1．人の習慣を評価する。
2．認知症の人には用いない。
3．作業に対する有能感を評価する。
4．作業の満足度を10段階で評価する。
5．運動技能とプロセス技能で構成されている。

午前25　パルスオキシメータで計測する酸素飽和度について正しいのはどれか。

1．健常成人では85〜90％の値となる。
2．赤色光と赤外光を用いて測定する。
3．血行障害があっても正確である。
4．動脈血酸素分圧に比例する。
5．歩行中は計測できない。

午前26　作業療法で提供する課題の難易度を上げる段階付けとして適切なのはどれか。

1．工程数が多い課題から少ない課題へ段階付ける。
2．作業時間が長い課題から短い課題へ段階付ける。
3．意思決定が少ない課題から多い課題へ段階付ける。
4．姿勢が不安定となる課題から安定した課題へ段階付ける。
5．運動の際に用いる関節の数が多い課題から少ない課題へ段階付ける。

午前27　痛みの評価について正しいのはどれか。

1．VASで痛みの強さを評価する。
2．フェイス・スケールで痛みの部位を評価する。
3．Abbey pain scaleは質問紙による評価である。
4．NRS〈numerical rating scale〉で痛みの性状を評価する。
5．STAS−J〈Japanese version of the support team assessment schedule〉で痛みの経過を評価する。

午前28　老年期のQOLを評価するために開発されたスケールはどれか。

1．CHART−J
2．EuroQol
3．HUI〈health utilities index〉
4．PGCモラールスケール改訂版
5．POMS

午前29　脳性麻痺児の日常生活における手指操作能力を分類するための尺度はどれか。

1．GMFM
2．JASPER〈Japanese assessment set for pediatric rehabilitation〉
3．K−ABC
4．MACS
5．PEDI

午前30　運動失調症状のうち、時間測定異常を評価するのはどれか。

1．foot pat
2．指鼻試験
3．継ぎ足歩行
4．跳ね返り現象
5．コップ把持検査

午前31　顔面と上下肢に感覚脱失を呈する脳卒中片麻痺の患者に対する生活指導で適切なのはどれか。

1．麻痺手使用を控える。
2．湯呑を非麻痺側で把持する。
3．両手での車椅子駆動を勧める。
4．屋内ではスリッパ使用を勧める。
5．髭剃りはT字カミソリを勧める。

午前32 後方アプローチによる人工股関節置換術後の動作で正しいのはどれか。

1．低めのソファーに座る。
2．健側を下にして横になる。
3．床の物を拾うときは患側を後方に引く。
4．階段を降りるときは健側から先に下ろす。
5．ベッドに這い上がるときは患側の膝を先につく。

午前33 関節リウマチ患者に対してスプリントを用いる目的で誤っているのはどれか。

1．筋力増強
2．動作の補助
3．痛みの軽減
4．炎症の改善
5．関節アライメントの矯正

午前34 Brunnstrom 法ステージ上肢Ⅲ、手指Ⅳの片麻痺患者に座位で麻痺側上肢の促通練習を行う。上肢Ⅳを目指した課題として適切なのはどれか。

1．机上の積み木を裏返す。
2．机上のお手玉を非麻痺側大腿に載せる。
3．大腿上に置いた手を口元に近づける。
4．頭上の高さの壁面を肘伸展位で雑巾で拭く。
5．机上のお手玉を肘伸展位で麻痺側側方の肩の高さに移動する。

午前35 多発性硬化症に対する作業療法で正しいのはどれか。

1．MS fatigue に対して、Borg 指数 15 に運動強度を設定する。
2．Uhthoff 徴候に対して、室温を 25 ℃以下に設定して運動を行う。
3．筋力低下に対して、漸増抵抗運動を行う。
4．視力障害を伴う協調性運動障害に対して、Frenkel 体操を行う。
5．有痛性強直性けいれんに対して、他動的関節可動域運動を行う。

午前36 第6頸髄節まで機能残存している頸髄損傷患者に対する作業療法として適切でないのはどれか。

1．上衣着脱は被りタイプから練習する。
2．コンピュータの入力デバイスを検討する。
3．排便は臥位で行えるように環境を整える。
4．自己導尿ができるようにカテーテル操作を練習する。
5．車椅子上で起立性低血圧が起こったときは前屈位をとる。

午前37 慢性閉塞性肺疾患の患者に対する指導として正しいのはどれか。

1．低脂肪食が良い。
2．下肢の運動を行う。
3．洗髪動作は両手で行う。
4．発症後は禁煙の必要はない。
5．インフルエンザワクチンは勧めない。

午前38 標準型車椅子の使用者の生活環境として適切なのはどれか。

1．トイレのドアを内開きにする。
2．作業台の高さは 50 cm 程度とする。
3．屋外スロープの勾配は 1/10 とする。
4．浴室と脱衣所の間にグレーチングを設置する。
5．玄関前の回転スペースは直径 90 cm 程度とする。

午前39 ICF の構成要素である「活動と参加」の第2レベルに分類されるのはどれか。2つ選べ。

1．記憶機能
2．日課の遂行
3．社会的態度
4．姿勢の保持
5．活力と欲動の機能

午前40 標準予防策〈standard precautions〉について正しいのはどれか。

1．手洗いは7秒以内で行う。
2．血圧を測るときは手袋を着用する。
3．感染症患者を隔離することが含まれる。
4．患者同士の接触による感染予防が目的である。
5．すべての患者の排泄物は感染性があるとみなす。

午前41 「持続性・安定性」の下位尺度が含まれる社会機能の評価法はどれか。

1．ESCROW Profile
2．GAF〈Global Assessment of Functioning Scale〉
3．LASMI〈Life Assessment Scale for the Mentally Ill〉
4．Rehab〈Rehabilitation Evaluation Hall and Baker〉
5．SOFAS〈Social and Occupational Functioning Assessment Scale〉

午前42 作業療法中に「脳が溶けて流れ出す」と辛そうに訴える患者の症状として考えられるのはどれか。

1．作為体験
2．被害妄想
3．思考奪取
4．体感幻覚
5．連合弛緩

午前43 作業療法中に腹痛を訴える身体表現性障害の患者への対応として適切なのはどれか。

1．軽い身体活動を勧める。
2．痛みの原因について話し合う。
3．積極的に話しかけて注意をそらす。
4．痛みが完全に治まるまで安静を促す。
5．身体的所見に異常がないことを説明する。

午前44 認知症の重症度を判定することを目的に、記憶、見当識、判断力と問題解決、社会適応、家庭状況および趣味・関心、介護状況の6項目について5段階で評価するのはどれか。

1．CDR
2．FAST
3．HDS-R
4．WMS-Ⅲ
5．NMスケール

午前45 緊張型統合失調症の昏迷の治療として用いられるのはどれか。

1．EMDR〈Eye Movement Desensitization and Reprocessing〉
2．NEAR〈Neuropsychological Educational Approach to Cognitive Remediation〉
3．TEACCH〈Treatment and Education of Autistic and Related Communication Handicapped Children〉
4．電気けいれん療法
5．曝露反応妨害法

午前46 うつ病の回復初期の患者への対応で最も適切なのはどれか。

1．就労を勧める。
2．チームでのスポーツを勧める。
3．休憩を早めにとるように勧める。
4．物事は自分で判断するように促す。
5．行動の結果の良し悪しを明確に伝える。

午前47 他罰的であり「病状がよくならないのは、親の接し方が悪いため」と攻撃的になる境界性パーソナリティ障害の患者への作業療法士の対応として適切でないのはどれか。

1．単独で患者と関わる。
2．患者の親への心理的支援を行う。
3．治療契約の重要さを患者と確認する。
4．攻撃を向けられた後も同じ態度をとる。
5．患者自身の困難に共感的な態度で接する。

午前48 我が国のアルコール関連問題について正しいのはどれか。2つ選べ。

1．成人の飲酒者の割合は、男性より女性が多い。
2．アルコール依存症は、自殺のリスクを高める。
3．女性のアルコール依存症の有病率は、減少傾向にある。
4．妊娠している女性の飲酒は、胎児性アルコール症候群の危険因子である。
5．未成年者への学校でのアルコール教育は、三次予防としての取り組みである。

午前49　IPS〈individual placement and support〉モデルによる援助付き雇用の原則として適切なのはどれか。**2つ選べ。**
1．医療や生活支援と連携する。
2．障害が重くても支援の対象となる。
3．長期間訓練をしてから職場開拓を始める。
4．企業から提案があった業務に合わせて求職活動を行う。
5．企業に採用された後は職場の担当部署に以後の支援を任せる。

午前50　臨床実習に参加する学生の行動で、患者の個人情報を保護する上で最も適切なのはどれか。
1．患者の情報を自宅で親と話題にする。
2．実習で使用したメモをゴミ箱に捨てる。
3．患者の生年月日をレポートに記載する。
4．患者情報を指導者と共有するときはスタッフルームで行う。
5．患者を特定できるような訓練内容を指導者にメールで報告する。

午前1　換気障害の分類を図に示す。**閉塞性換気障害と拘束性換気障害の組合せで正しいのはどれか。**

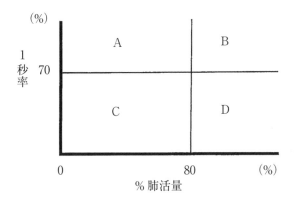

午後2　関節可動域測定法（日本整形外科学会、日本リハビリテーション医学会基準による）で正しいのはどれか。**2つ選べ。**（3通りの解答を正解として採点）

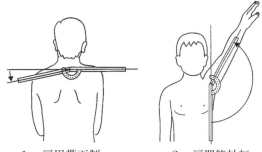

1．肩甲帯下制　　　2．肩関節外転

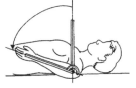
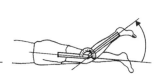

3．肩関節内旋　　　4．膝関節屈曲

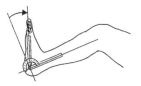

5．足関節背屈

	閉塞性換気障害	拘束性換気障害
1．	A	D
2．	B	D
3．	C	B
4．	D	A
5．	D	B

午後3 関節リウマチ患者に選択する用具として
適切でないのはどれか。

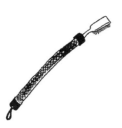

1．長柄ブラシ

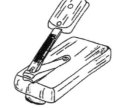

2．台付き爪切り

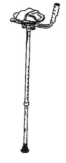

3．プラットフォーム杖

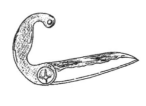

4．グリップ包丁

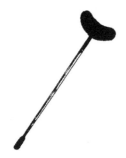

5．マウススティック

午後4 嚥下造影検査の嚥下反射終了後の静止画
像を示す。咳反射はない。認める所見はどれ
か。

1．誤　嚥
2．声門閉鎖
3．頸椎前弯
4．口腔内残留
5．食道入口部開大

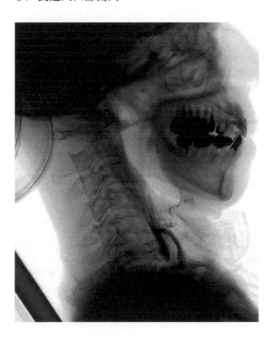

午後5 鉛筆把持の写真を示す。発達順序で正しいのはどれか。

1. ① → ② → ③
2. ② → ③ → ①
3. ② → ① → ③
4. ③ → ② → ①
5. ③ → ① → ②

①

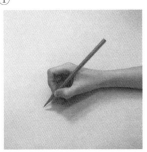

②

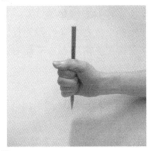

③

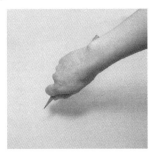

午後6 21歳の男性。交通事故によるびまん性軸索損傷と診断された。意識は清明で運動麻痺はない。新しい物事を覚えるのが困難で記憶の障害が顕著である。この患者に対する適切なアプローチはどれか。

1. 毎日異なる課題を与える。
2. 記憶の外的補助手段を使う。
3. 試行錯誤が必要な課題を行う。
4. 複数の学習課題を同時に行う。
5. 日課は本人のペースで柔軟に変更する。

午後7 20歳の男性。頸髄完全損傷。手指屈曲拘縮以外の関節可動域制限はない。食事の際のフォークの把持と口元へのリーチの場面を示す。この動作が獲得できる頸髄損傷患者のZancolli の四肢麻痺上肢機能分類の最上位レベルはどれか。

1. C5A
2. C6A
3. C6B2
4. C7A
5. C8B

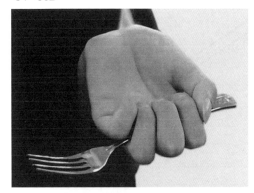

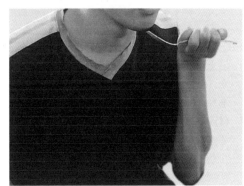

午後8 図は Duchenne 型筋ジストロフィー患者に用いる上肢機能障害度分類（9 段階法）のレベル 8 の状態である。自立していると考えられる活動はどれか。

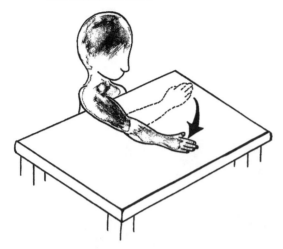

1．パソコンのマウスを操作する。
2．スプーンを使って食べる。
3．普通型車椅子で自走する。
4．急須でお茶を注ぐ。
5．T シャツを脱ぐ。

午後9 35 歳の男性。飲酒後電車内で寝過ごし、右上腕部の圧迫によって橈骨神経麻痺となった。受傷 4 日後で橈骨神経領域の感覚低下があり、手関節背屈および手指伸展の自動運動は困難である。この患者に対するアプローチで適切なのはどれか。2 つ選べ。

1．上腕部のアイシング
2．手関節背屈の抵抗運動
3．Engen 型把持装具の使用
4．手指・手関節の他動伸展運動
5．コックアップ・スプリントの使用

午後10 7 歳の女児。アテトーゼ型脳性麻痺。GMFCS レベルⅣ。頭部は右を向きやすく、上肢は ATNR 様の姿勢をとる。利き手は右であるが物を持続的に把持する能力は低い。食事訓練場面では座位保持装置に座って肘当てと同じ高さのテーブルで、スプーンでの自力摂取を試みている。食事訓練における作業療法士の対応として適切なのはどれか。

1．BFO を利用する。
2．テーブルを補高する。
3．皿をテーブルの右側に置く。
4．スプーンの柄が細いものを選ぶ。
5．座位保持装置を床から 60 度の角度でティルティングする。

午後11 43 歳の女性。高校の美術教師。2 年前に乏突起神経膠腫を発症した。現在緩和ケア病棟で疼痛緩和の治療を受けている。作業療法時に「死んだらどうなるのでしょうか」と問いかけられた。対応として最も適切なのはどれか。

1．「よく分かりません」
2．「あなたはどう思っていますか」
3．「気持ちを切り替えて、作業をしましょう」
4．「そんなことは心配しなくても大丈夫ですよ」
5．「何か楽しくなるようなことを考えましょう」

午後12 48歳の男性。脳梗塞後の右片麻痺。発症から5か月経過。Brunnstrom 法ステージは上肢、下肢ともにⅢ。T字杖で屋内歩行は自立しているが、疲労しやすく、すぐに椅子に腰掛ける。遠近感が分かりづらく、平地でつまずくことがある。自宅退院に向けた浴室の環境整備案を図に示す。設置する手すりとして必要でないのはどれか。

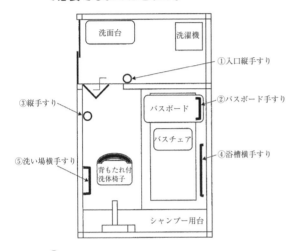

1. ①
2. ②
3. ③
4. ④
5. ⑤

午後13 38歳の女性。性格は几帳面、完全主義。仕事仲間との関係性に悩んでいた。そうした中、浮腫を自覚したため内科を受診したところネフローゼ症候群と診断され、副腎皮質ステロイド薬の投与が開始された。投薬開始1か月後から蛋白尿は消失したが、「何事にも興味が湧かない」などの言葉が聞かれるようになり、趣味のコーラスもやめてしまった。今後検討すべき治療方針として、最も優先順位が高いのはどれか。

1. 家族療法
2. 音楽療法
3. 精神分析療法
4. 抗うつ薬による薬物療法
5. 副腎皮質ステロイド薬の調整

午後14 47歳の男性。幼少期からクラスメートとの喧嘩が絶えず、しばしば担任から注意を受けていた。中学校卒業後、暴行と傷害とで少年院に2回の入院歴、刑務所に4回の服役歴がある。最後の出所後、クリーニング工場に勤めたが、同僚への暴言によるトラブルをきっかけに飲酒量が増加し、飲食店で他の客と口論になって刃物を持ち出して逮捕された。その後、連続飲酒状態を繰り返すようになり、アルコール依存症と肝障害との診断を受けて入院した。作業療法では他の患者の発言に反応して威圧的な態度をとることが多く、指摘しても問題を感じている様子がない。合併するパーソナリティ障害として考えられるのはどれか。

1. 強迫性パーソナリティ障害
2. 境界性パーソナリティ障害
3. 回避性パーソナリティ障害
4. 自己愛性パーソナリティ障害
5. 反社会性パーソナリティ障害

午後15 39歳の男性。アルコール依存症。前回退院後に連続飲酒状態となり、妻からの依頼で2回目の入院となった。入院の際、妻からお酒をやめないと離婚すると告げられた。離脱症状が治まるのを待って作業療法が開始された。用意されたプログラムには自ら欠かさず参加し、特に運動プログラムでは休むことなく身体を動かしていた。妻には「飲酒による問題はもう起こさないので大丈夫」と話している。この患者に対する作業療法士の対応として最も適切なのはどれか。

1. 運動プログラムを増やす。
2. さらに努力を続けるよう伝える。
3. 支持的に接し、不安が示されたら受け止める。
4. 離婚されないためということを動機付けに用いる。
5. 過去の飲酒が引き起こした問題には触れないでおく。

午後16 26歳の女性。結婚後に転居したアパートが古く汚れが目立っていた。食事の後片付け、掃除および手洗いをいくらやっても汚れが落ちていないのではないかと不安を感じるようになった。これらに長時間を要するようになり、生活に支障が出始めたため、夫に勧められて精神科を受診した。作業療法での対応として適切なのはどれか。

1. 自由度の高い作業を提供する。
2. 正確さを必要とする作業を提供する。
3. 手洗い行為が始まれば作業を中止させる。
4. 手洗い行為の原因についての自己洞察を促す。
5. 作業工程の確認は作業療法士が本人に代わって行う。

午後17 21歳の女性。大学生で単身生活。日中は講義に出席しているが、帰宅すると過食と自己誘発性嘔吐に時間を費やし、睡眠時間がとれず、遅刻するなど日常生活に支障をきたしている。心配した母親に連れられて精神科を受診した。過食後の自己嫌悪感も強く、抗うつ薬を処方されたが、最近ではリストカットなどの自傷行為もみられるようになった。ある日作業療法室で本人が近況について報告をしてきた。そのときの作業療法士の本人への対応として最も適切なのはどれか。

1. 過食の理由を尋ねる。
2. 今後の自傷行為を禁じる。
3. 講義の出席状況を把握する。
4. 心配している気持ちを伝える。
5. 日々のスケジュール管理方法を指導する。

午後18 20歳の男性。幼少期は一人遊びが多かった。小学校から高校までは成績は概ね良かったものの、正論的発言が多い、融通が利かないなどによって集団になじめず、いじめを受けることも多かった。大学に入ると、講義科目は問題ないが、演習科目のグループワークで相手に配慮した発言がうまくできず、メンバーから避けられることが多くなった。大学2年生になると、過去のいじめ体験を思い出してパニックになることが増え、自宅の自室に引きこもる状態となったため、母親に連れられて精神科を受診し、外来で作業療法が開始された。この患者の作業療法で適切でないのはどれか。

1. ルールや取り決めを明示しておく。
2. 興味や関心のある活動を導入する。
3. 作業手順を言葉で細かく伝える。
4. 心理教育プログラムを行う。
5. パラレルな場を用いる。

午後19 67歳の女性。Alzheimer型認知症。HDS-Rは18点で特に見当識と遅延再生とに低下を認めた。自宅から一人で外出する際に迷って保護されることが多くなり、送迎によって通所リハビリテーションに通っている。作業療法では認知機能のリハビリテーションを実施している。記憶障害を踏まえた対応で最も適切なのはどれか。

1. 「訓練室に行きましょう」と声をかけて訓練室まで先導してもらう。
2. 家族写真を一緒に見ながら「この方は誰ですか」と尋ねる。
3. 作業療法の開始時に「私を覚えていますか」と尋ねる。
4. 「もう○月の○日ですね」と伝えて日付を確認する。
5. 「前回の作業療法では何をしましたか」と尋ねる。

午後20　30歳の男性。統合失調症。3週前に工場で働き始めた。外来作業療法ではパソコンを使用した認知リハビリテーションを継続している。ある時、同じ作業療法に参加する2人の患者から同時に用事を頼まれ、混乱した様子で相談に来た。この患者の職場における行動で最もみられる可能性があるのはどれか。

1．挨拶ができない。
2．心気的な訴えが多い。
3．体力がなく疲れやすい。
4．すぐに仕事に飽きてしまう。
5．仕事の段取りがつけられない。

午後21　障害者の日常生活及び社会生活を総合的に支援するための法律〈障害者総合支援法〉について正しいのはどれか。

1．障害程度区分が示されている。
2．難病は障害者の範囲に含まれている。
3．在宅介護の対象に精神障害は含まない。
4．実施主体は都道府県に一元化されている。
5．電動車椅子は日常生活用具支給の対象となる。

午後22　記述統計に用いる手法はどれか。

1．χ^2 検定
2．度数分布
3．分散分析
4．多変量解析
5．Mann-Whitney の U 検定

午後23　上肢の末梢神経障害でみられるのはどれか。

1．Barré 徴候
2．Froment 徴候
3．Kernig 徴候
4．Laségue 徴候
5．Romberg 徴候

午後24　作業における段階付けと目標機能の組合せで正しいのはどれか。

1．塗り絵の色の多さ ――――――― 遂行機能
2．織物の模様の複雑さ ――――――― 注意機能
3．ビーズの指輪のビーズの大きさ ― 記憶機能
4．陶芸の粘土の硬さ ――――――― 手指巧緻性
5．革細工の革の厚さ ――――――― 視覚運動協応

午後25　感覚検査について正しいのはどれか。

1．位置覚検査は手指では側面を把持して行う。
2．温冷覚検査は 80℃ の温水と 0℃ の冷水を用いる。
3．触覚検査は触れる時間間隔を一定にする。
4．振動覚検査は筋腹に音叉を当てる。
5．静的2点識別覚検査は左右の同じ部位に同時に刺激を加える。

午後26　評価法の説明で正しいのはどれか。

1．SF-36 はコーピングスキルを評価する。
2．COPM は作業遂行の主観的経験を評価する。
3．興味チェックリストは興味の満足感を評価する。
4．意志質問紙は精神的ストレスの程度を評価する。
5．老研式活動能力指標は高齢者の運動能力評価を目的とする。

午後27　日常生活における半側空間無視の評価法である Catherine Bergego scale に含まれる内容はどれか。

1．左に身体が傾く。
2．左右を間違える。
3．模写をすると左側を書き忘れる。
4．髭剃りのときに左に顔が向いてしまう。
5．移動時に左側にいる人や物にぶつかる。

午後28　Parkinson 病において ADL は自立で労働が制限されるときの Hoehn & Yahr の重症度分類ステージはどれか。

1．I
2．II
3．III
4．IV
5．V

午後29　筋萎縮性側索硬化症について正しいのはどれか。

1．感覚障害が出現する。
2．筋の線維束攣縮はない。
3．針筋電図で多相波は出ない。
4．脊髄前角細胞の障害はない。
5．上位運動ニューロンは障害される。

午後30　心筋梗塞に特徴的な心電図所見で正しいのはどれか。
1．F波の出現
2．P波の増高
3．QRS波の脱落
4．PQ間隔の延長
5．異常Q波の出現

午後31　遂行機能障害に対する介入方法として最も適しているのはどれか。
1．ペグ法
2．自己教示法
3．直接刺激法
4．間隔伸張法
5．物語作成法

午後32　中等度の片麻痺患者に対する前開きカッターシャツの着衣動作指導の導入として正しいのはどれか。
1．立位保持が可能となってから開始する。
2．ぴったりしたサイズのものを選択する。
3．非麻痺側の袖から通す。
4．麻痺側の袖は肩まで引き上げる。
5．ボタンは真ん中から留める。

午後33　片側前腕能動義手の患者（能動フック使用）が両手動作を行う。日常活動における義手での操作と健手での操作の組合せで適切なのはどれか。

	活　動	義　手	健　手
1．	毛糸針に毛糸を通す	毛　糸	毛糸針
2．	茶碗のご飯をスプーンで食べる	スプーン	茶　碗
3．	歯ブラシに歯磨き粉をつける	歯ブラシ	歯磨き粉
4．	ハンカチにアイロンをかける	アイロン	ハンカチ
5．	ハンマーで釘を打つ	ハンマー	釘

午後34　背側型コックアップ・スプリントの製作において、トレースし、型紙を作る方法として正しいのはどれか。
1．紙の上に手背側を接地してトレースする。
2．尺骨茎状突起の位置をマーキングする。
3．全指の指尖をトレースする。
4．前腕遠位1/4の位置をマーキングする。
5．前腕部は前腕幅と同じ幅で型紙を取る。

午後35　重症度分類Ⅲ度（中等度）の脊髄小脳変性症の患者に対する生活指導で適切なのはどれか。
1．筋力増強訓練は控える。
2．家具の配置変更を検討する。
3．歩隔をできるだけ狭くする。
4．柄の細いスプーンを使用する。
5．杖はできるだけ軽量なものを用いる。

午後36　骨転移を最も生じやすい悪性腫瘍はどれか。
1．腎　癌
2．乳　癌
3．肝　癌
4．膵臓癌
5．胆嚢癌

午後37　手部のⅢ度熱傷における対応で正しいのはどれか。
1．受傷直後に氷で冷却する。
2．冷却時間は5分未満にする。
3．壊死組織の除去は不要である。
4．変形防止にスプリントを使用する。
5．受傷時に手袋をしていたら直ちに抜去する。

午後38　介護予防について正しいのはどれか。
1．運動器の機能向上を主目的とする。
2．社会参加意欲の高い人は対象としない。
3．一次予防から三次予防を別々に展開する。
4．要介護状態の重度化の防止は三次予防である。
5．一次予防事業の対象者は、要支援・要介護状態となる可能性の高い人である。

午後39 構成的作業としての特徴を最も有している描画方法はどれか。
1．屋外の風景を写生する。
2．モデルを見ながら描く。
3．与えられたテーマで描く。
4．想像したものを自由に描く。
5．見本を見ながら塗り絵をする。

午後40 「昨夜の夕飯のおかずは何でしたか」という質問で評価できる記憶で最も適切なのはどれか。
1．遠隔記憶
2．近時記憶
3．作動記憶〈ワーキングメモリー〉
4．即時記憶
5．手続き記憶

午後41 ワークサンプル法を用いる評価法はどれか。
1．マイクロタワー法
2．VPI 職業興味検査
3．職業レディネステスト
4．LASMI〈精神障害者社会生活評価尺度〉
5．GATB〈厚生労働省編一般職業適性検査〉

午後42 「作業の手順が分からない」、「説明がよく分からない」と訴える統合失調症の患者の認知機能を精査する目的で検査を実施した。図版の一部を図に示す。このような図版が含まれるのはどれか。

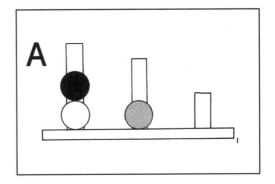

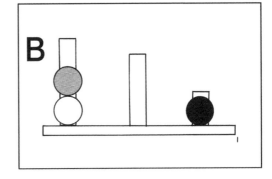

1．WAB
2．BADS
3．MMSE
4．BACS－J
5．WAIS－Ⅲ

午後43 社会生活技能訓練〈SST〉の説明で適切なのはどれか。
1．ロールプレイは自由に行う。
2．正のフィードバックを行う。
3．モデリングは最小限にとどめる。
4．ストレスがかからない技法である。
5．モジュールは経験を積んでから行う。

午後44 離脱症状が消退して間もないアルコール依存症の患者に対する作業療法で最も優先される目標はどれか。

1. 家族関係の改善
2. 基礎体力の回復
3. 対人技能の獲得
4. 自助グループへの参加
5. ストレス対処行動の獲得

午後45 うつ病による仮性認知症患者の作業療法場面での特徴はどれか。2つ選べ。

1. 多幸的である。
2. 社交的に振る舞う。
3. 物忘れがみられる。
4. 精神運動抑制がみられる。
5. 能力低下に無関心である。

午後46 PTSD〈外傷後ストレス障害〉への作業療法場面での対応で適切なのはどれか。

1. 外傷体験後数か月以降は、その体験について触れないようにする。
2. 外傷体験直後は、予防のためにその体験を詳しく話してもらう。
3. 外傷体験後に起こる一般的な反応について患者に説明する。
4. 外傷体験への馴れが生じないようにする。
5. 治療は短期間で完結させる。

午後47 精神科病院への入院形態について定めている法律はどれか。

1. 医療法
2. 障害者基本法
3. 精神保健及び精神障害者福祉に関する法律〈精神保健福祉法〉
4. 障害を理由とする差別の解消の推進に関する法律〈障害者差別解消法〉
5. 心神喪失等の状態で重大な他害行為を行った者の医療及び観察等に関する法律〈医療観察法〉

午後48 作業療法士が訪問支援を行う際に最も適切なのはどれか。

1. 部屋の様子をよく観察する。
2. 患者本人に病識の獲得を促す。
3. 同じ職種のスタッフと訪問する。
4. 作業療法士であることを強調する。
5. 家族が本人の前で話す愚痴に耳を傾ける。

午後49 精神障害者の就労支援方法と実施機関の組合せで正しいのはどれか。

1. リワーク ── ハローワーク
2. 職業準備支援 ─ 地域障害者職業センター
3. 職場適応訓練 ─ 精神保健福祉センター
4. トライアル雇用 ─ 障害者就業・生活支援センター
5. ジョブガイダンス ─ 地域包括支援センター

午後50 初回の作業療法面接において適切でないのはどれか。

1. 開いた質問〈オープン・クエスチョン〉から始める。
2. 非言語的表現に注意を向ける。
3. 患者の課題を指摘する。
4. 相づちを活用する。
5. 患者名を確認する。

●●●●●第 54 回 問題●●●●●

午前1　関節可動域測定法（日本整形外科学会、日本リハビリテーション医学会基準による）で正しいのはどれか。2つ選べ。

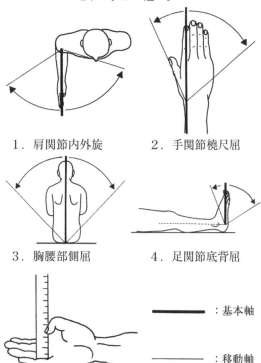

1. 肩関節内外旋
2. 手関節橈尺屈
3. 胸腰部側屈
4. 足関節底背屈

　　　　——：基本軸
　　　　——：移動軸

5. 母指対立

午前2　作業場面を示す。この作業分析で正しいのはどれか。

1. 絵画と比べて自由度が高い。
2. いつでも作業を中断・再開できる。
3. 情緒反応として攻撃性が出現しやすい。
4. 主とした関節運動は手関節屈曲・伸展である。
5. 肩関節筋力増強を目的に作業を段階付けることができる。

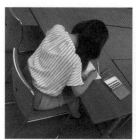
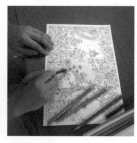

午前3　頭部 MRI の T2 強調像を示す。正常圧水頭症の状態を示すのはどれか。

1. ①
2. ②
3. ③
4. ④
5. ⑤

①
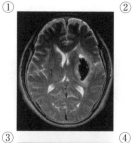
②
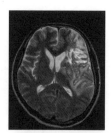
③
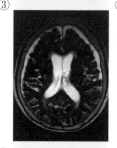
④
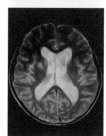
⑤
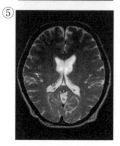

午前4　30歳の男性。単純エックス線写真を示す。この骨折で損傷されていると推測されるのはどれか。

1. 上腕三頭筋腱
2. 上腕二頭筋腱
3. 橈骨輪状靱帯
4. 方形回内筋
5. 長掌筋腱

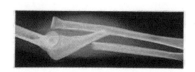

午前5 改訂日本版デンバー式発達スクリーニング
検査〈JDDST-R〉において、90 % 以上の通
過率で、2 秒以上図の姿勢が可能となる時期
はどれか。

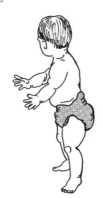

1. 6 か月以上 8 か月未満
2. 8 か月以上 10 か月未満
3. 10 か月以上 12 か月未満
4. 12 か月以上 14 か月未満
5. 14 か月以上 16 か月未満

午前6 49 歳の男性。くも膜下出血後、高次脳機
能障害の診断を受けた。現在は妻が車で送迎
し、通院リハビリテーション治療と作業所へ
の通所を行っている。WAIS−Ⅲ は言語性 IQ
77 点、動作性 IQ 70 点、全検査 IQ 72 点。
三宅式記銘力検査で、有関係対語 5-7-8、無
関係対語 0-1-1、TMT で、A84 秒、B99 秒。
妻がフルタイムで復職するため、通院や通所
への対応が必要となった。本人は自分で車を
運転しての通院・通所を希望している。対応
として正しいのはどれか。
1. 通院や通所を中止する。
2. 運転免許証を返納させる。
3. バスを利用しての外出訓練を行う。
4. 自分で車を運転しての外出訓練を行う。
5. ケアマネジャーと一緒の外出訓練を行う。

午前7 20 歳の男性。頸髄完全損傷。受傷 3 週後
の Daniels らの徒手筋力テストにおける上肢
の評価結果を示す。この患者が獲得する可能
性の最も高い ADL はどれか。

	右	左
大胸筋	4	4
三角筋	5	5
上腕二頭筋	5	5
上腕三頭筋	0	1
円回内筋	0	1
長短橈側手根伸筋	4	4
橈側手根屈筋	0	1
広背筋	0	0

1. 床から車椅子へ移乗する。
2. 10 cm の段差をキャスター上げをして昇る。
3. ベッド上背臥位からベッド柵を使用せずに寝
返る。
4. ベッド端座位のプッシュアップで 20 cm 殿
部を持ち上げる。
5. 車椅子上、体幹前屈位からアームサポートに
手をついて上半身を起こす。

午前8 55 歳の男性。倒れてきた本棚により右肘
上部を圧迫され正中神経麻痺を生じた。約 1
か月経過したが、右上肢の運動障害と感覚障
害を認めていることから装具療法を行うこと
になった。使用する装具で正しいのはどれか。
1. 長対立装具
2. IP 伸展補助装具
3. ナックルベンダー
4. Thomas 型懸垂装具
5. コックアップ・スプリント

午前9　第5頸髄不全四肢麻痺〈ASIA C〉患者の図の矢印の部分に褥瘡ができた。見直すべき動作で考えられるのはどれか。

1．移　乗
2．座位保持
3．立ち上がり
4．起き上がり
5．プッシュアップ

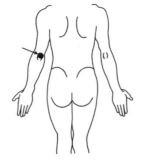

午前10　68歳の女性。発症後2か月の脳卒中右片麻痺患者。Brunnstrom法ステージは上肢Ⅳ。上肢の伸筋群に随意的な関節運動が認められるようになった。肘伸展を誘発するための作業療法で適切でないのはどれか。

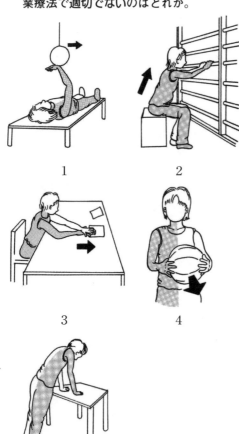

午前11　30歳の男性。アテトーゼ型脳性麻痺。頸椎症性脊髄症を発症し、歩行不能となった。電動車椅子を導入し、練習開始後2週で施設内自走が可能となったが、壁への衝突等があるために見守りが必要である。上肢操作向上を目的とした作業療法で適切なのはどれか。

1．貼り絵をする。
2．木工で鋸を使う。
3．ドミノを並べる。
4．版画で彫刻刀を使う。
5．革細工でスタンピングをする。

午前12　63歳の男性。脊髄小脳変性症により在宅生活を送っている。重症度分類は下肢Ⅲ度（中等度）、上肢Ⅳ度（重度）である。日常生活で使用する福祉用具で誤っているのはどれか。

1．ポータブルスプリングバランサー
2．キーボードカバー付きパソコン
3．シャワーチェアー
4．ポータブルトイレ
5．歩行器

午前13　76歳の男性。誰もいないのに「自分の布団に知らない子どもが寝ている」と訴え、妻に連れられて受診した。妻の話では、数年前から些細な物忘れが増え、日中ぼう然としていることも多いという。歩行中に転倒することも増えてきているという。作業療法室でみられるこの患者の特徴はどれか。

1．些細なことで泣き出す。
2．他人の物を勝手に持っていこうとする。
3．時間どおりに来室し必ず同じ席に座る。
4．わからない質問に対し言い繕って答える。
5．日によって意識レベルの低下度合いが異なる。

午前14 20歳の男性。1年浪人した後に大学に入学し親元を離れた。夏休みに帰省した時に独語や空笑が目立ち始め、バイクに乗って信号無視したところを警察に捕まった。事情聴取の中で「逃げないと殺される」といった支離滅裂な言動がみられたため、連絡を受けた両親に付き添われ精神科を受診し入院となった。入院から1か月後、幻聴と妄想が減弱したところで作業療法が開始となった。この時点での作業療法の役割で正しいのはどれか。

1．自信の回復
2．疲労度の調整
3．達成感の獲得
4．対人交流の拡大
5．身辺処理能力の回復

午前15 32歳の男性。通勤途中に突然激しい動悸や息苦しさ、めまいとともに、このまま死んでしまうのではないかという強い不安に襲われた。これらの症状は数分で消失したが、その後もたびたび同様の状況に陥った。また同じような強い不安に襲われるのではないかという恐れから、列車や飛行機の1人での利用ができなくなっている。考えられるのはどれか。2つ選べ。

1．適応障害
2．広場恐怖
3．社交恐怖
4．パニック障害
5．急性ストレス反応

午前16 17歳の男子。自閉症。自分なりの特定のやり方にこだわり融通が利かず、臨機応変に振る舞えずに失敗体験を積み重ね、自尊感情が著しく低下している。この常同性に関わる特性を踏まえた上での作業療法上の配慮として、最も重要なのはどれか。

1．静かな環境で作業する。
2．用件は具体的に伝える。
3．図や表を用いた説明を行う。
4．1つずつ段階を踏んで作業する。
5．予定変更がある時は前もって伝える。

午前17 35歳の男性。交通事故による外傷性脳損傷で入院となった。受傷10日後から作業療法が開始された。運動麻痺や感覚障害はみられなかった。些細なことで怒りをあらわにし、作業療法中も大きな声をあげ、急に立ち上がってその場を去る、というような行動がしばしばみられた。患者はこの易怒性についてほとんど自覚しておらず病識はない。この患者の怒りへの対応で最も適切なのはどれか。

1．原因について自己洞察を促す。
2．感情をコントロールするよう指導する。
3．周囲に与える影響を書き出してもらう。
4．よく観察し誘発されるパターンを把握する。
5．脳損傷との関係について理解が得られるまで説明する。

午前18 50歳の女性。10年前に義母の介護に際して突然の視力障害を訴えたが、眼科的異常はみられなかった。1か月前に夫の単身赴任が決まってから、下肢の冷感、疼痛を主訴として、整形外科、血管外科などを受診するも異常所見は指摘されなかった。次第に食事もとれなくなり、心配した夫が精神科外来を受診させ、本人はしぶしぶ同意して任意入院となった。主治医が、身体以外のことに目を向けるようにと作業療法導入を検討し、作業療法士が病室にいる本人を訪問することになった。本人は着座すると疼痛が増強するからと立位のままベッドの傍らに立ち続けて、他科受診できるよう主治医に伝えてほしいと同じ発言を繰り返す。この患者に対する病室での作業療法士の対応で最も適切なのはどれか。

1．他科受診できるよう約束する。
2．夫の単身赴任をどのように感じているか尋ねる。
3．痛みが軽減することを約束して作業療法への参加を促す。
4．身体的には問題がなく、心の問題であることを繰り返し伝える。
5．他のスタッフの発言との食い違いが生じないよう、聞き役に徹する。

午前 19　9歳の男児。注意欠如・多動性障害。放課後デイサービスに通所している。鼻歌を唄ったり足を動かしたりとじっとしていることが苦手で、勉強の時間に立ち歩いたり他児にちょっかいを出したりすることでトラブルになった。指導員から注意されると感情的になり、暴れる行動が頻回にみられた。教科書や提出物の忘れ物も多い。この児に対する治療的な対応で適切なのはどれか

1．トラブルの原因を考えさせる。
2．運動を取り入れて体を動かす。
3．他児との交流は最小限に留める。
4．じっとしておく取り決めをする。
5．感情的になっても介入しないでおく。

午前 20　30歳の男性。統合失調症で5年前に幻覚妄想状態で家族に対する興奮があり、医療保護入院となった既往がある。退院後はほぼ規則的に通院し、毎食後服薬していたが、3か月前から治療を中断し、幻聴や被害関係妄想が悪化し、両親を自宅から閉め出して引きこもってしまった。注察妄想もあり本人も自宅から外出できない状況である。多職種訪問支援チームが1年前から関わっており、訪問は受け入れてもらえている。この患者への今後の介入で最も適切なのはどれか。

1．本人の意思に関わらず、繰り返し服薬を強く促す。
2．両親を自宅に同行させ、その場で本人に両親への謝罪を促す。
3．民間救急を利用し、中断していた精神科病院の救急外来に搬送する。
4．本人の希望や生活上の困り事を根気よく引き出し、関係を深める努力をする。
5．訪問頻度を減らし、本人が助けを求めるのを待って精神科外来に結びつける。

午前 21　腋窩での体温測定で正しいのはどれか。

1．側臥位では下方の腋窩で測定する。
2．体温計は腋窩の前下方から後上方に向かって挿入する。
3．発汗しているときはアルコール綿で腋窩を消毒してから測定する。
4．平衡温を測定する場合は3分間測定する。
5．麻痺のある場合は麻痺側で測定する。

午前 22　作業療法の評価で正しいのはどれか。

1．MTDLP は質問紙による評価である。
2．COPM はセラピストの意見を中心に評価する。
3．人間作業モデルを構成するのは運動面と精神面である。
4．クライアント中心の実践は、評価結果を本人に提示しない。
5．作業遂行は人－環境－作業の相互作用の結果として生じる。

午前 23　疾患と作業種目の組合せで正しいのはどれか。

1．関節リウマチ ──────── 粘土細工
2．小脳梗塞 ──────────── 切り絵
3．脊髄小脳変性症 ──────── 卓　球
4．Parkinson 病 ──────── 上方への輪通し
5．慢性閉塞性肺疾患 ────── デコパージュ

午前 24　非言語性評価で用いられる検査はどれか。2つ選べ。

1．MMSE
2．RBMT
3．WAIS－Ⅲ
4．Kohs 立方体組合せテスト
5．Raven's Colored Progressive Matrices〈RCPM〉

午前 25　前傾側臥位で排痰を行うのはどれか。

1．後上葉区
2．前上葉区
3．前肺底区
4．肺尖区
5．上舌区

午前 26　トータルペインのうちスピリチュアルペインはどれか。

1．体の倦怠感
2．薬の副作用
3．家庭内の問題
4．生きる価値の喪失
5．日常生活活動の困難さ

午前27 呼びかけると開眼し、発語はあるが不適当である。運動の指示に応じた動きは見られず、逃避反応がある。この時のGCS〈Glasgow Coma Scale〉はどれか。
1．E4V3M4
2．E4V4M5
3．E3V3M4
4．E3V4M3
5．E3V5M5

午前28 SF-36は、8領域の健康概念の質問項目から成り立っている。その領域にある項目で正しいのはどれか。
1．活　力
2．嗜　好
3．食　欲
4．人　格
5．知　能

午前29 小脳の機能不全による協調運動障害の説明で誤っているのはどれか。
1．大文字症：文字が徐々に大きくなる。
2．企図振戦：目標に近づくほど四肢の振戦が激しくなる。
3．運動分解：拮抗する運動の切り替えが円滑に行えない。
4．時間測定障害：運動の開始や停止が正常よりも遅れてしまう。
5．協調収縮不能：一連の動作で運動の順番や滑らかさが障害される。

午前30 透析患者で正しいのはどれか。
1．透析導入の原因疾患のうち慢性糸球体腎炎の割合は年々増加している。
2．透析患者数はこの10年間減少し続けている。
3．身体活動量の低下は生命予後を悪化させる。
4．透析導入は腹膜透析が最も多い。
5．死因の第一位は悪性腫瘍である。

午前31 円背のある高齢者で正しいのはどれか。
1．歩行の際に歩隔が狭くなる。
2．立位時に膝は屈曲位となる。
3．円背は閉塞性換気障害の原因となる。
4．円背の治療としてギプス矯正を行う。
5．立位バランスは、左右より前後の方向がよい。

午前32 車椅子で自走する場合の住環境整備の留意点で適切なのはどれか。
1．スイッチは床面から10cmの高さに設置する。
2．自走用6輪型車椅子は段差の通行が容易である。
3．50cmの段差がある場合スロープの長さを600cm以上にする。
4．廊下の直進に必要な幅員は左右アームサポートの外側最大寸法で判断する。
5．廊下を直角に曲がるのに必要な通路幅員は直角部分の前後とも70cm以上必要である。

午前33 筋電義手で正しいのはどれか。
1．小児には使用しない。
2．作業用ハンドはない。
3．能動義手に比べ把持力が強い。
4．前腕義手にはハーネスが必要である。
5．前腕義手より上腕義手の症例が多い。

午前34 二分脊椎症児の歩行能力においてHofferの分類におけるCA杖歩行群の麻痺レベルと合致するSharrardの分類はどれか。
1．Ⅰ群
2．Ⅱ群
3．Ⅲ群
4．Ⅳ群
5．Ⅴ群

午前35 乳癌患者のリハビリテーションで正しいのはどれか。
1．術後に倦怠感がある場合には運動療法は行わない。
2．患側肩関節可動域訓練は術後翌日から積極的に行う。
3．遠隔転移がある進行した病期の場合には運動療法は禁忌である。
4．術後放射線治療中に不安感を認める場合には運動療法は行わない。
5．術後放射線治療中の有酸素運動は貧血などの有害反応を軽減させる。

午前36 地域包括ケアシステムで正しいのはどれか。
1. 一次医療圏が基本単位として想定されている。
2. 住まいや住まい方が構成要素に含まれている。
3. 地域包括ケアシステムは国が中心になり作り上げる。
4. ボランティアは公助として果たす役割が求められている。
5. 地域ごとに差がでないよう均一なシステムが求められている。

午前37 疾患や病態とそれに対する福祉用具の組合せで適切なのはどれか。
1. 胸髄損傷 ―――――― マウススティック
2. 関節リウマチ ―――― ドアノブレバー
3. 半側空間無視 ―――― 透明文字盤
4. 脳卒中片麻痺 ―――― L字杖
5. 皮質性感覚失語 ――― 人工喉頭

午前38 厚生省筋萎縮症研究班の機能障害度分類によるステージ8のDuchenne型筋ジストロフィー患者に使用する補装具で適切なのはどれか。
1. 頭部保護帽
2. 標準型車椅子
3. 座位保持装置
4. PCW〈postural control walker〉
5. 四輪型サドル付き歩行器

午前39 ICFで正しいのはどれか。2つ選べ。
1. すべての人に関する分類である。
2. 環境因子は障害の程度とは関係がない。
3. 生活機能の肯定的側面を表すことはできない。
4. 分類された構成要素には評価点を付与できる。
5. 個人因子は共通スケールを用いて量的に判定できる。

午前40 作業療法室に咳き込む入院患者が来室した際、その患者への適切な指導はどれか。
1. 手袋の着用を促す。
2. 咳をするときは手でしっかりと口を覆うよう促す。
3. 病室に戻ってからしっかりと手指衛生を行うよう促す。
4. 装着が可能であればサージカルマスクを着けるよう促す。
5. 呼吸器感染症があれば他の患者と45cm以上距離を空けるよう促す。

午前41 ある評価法で用いられる図を示す。この評価法はどれか。

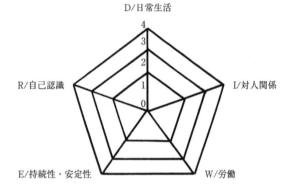

1. BPRS
2. Rehab
3. LASMI
4. PANSS
5. HRS-D〈Hamilton rating scale for depression〉

午前42 依存性薬物で重篤な離脱症状がみられるのはどれか。2つ選べ。
1. 大 麻
2. 覚醒剤
3. コカイン
4. モルヒネ
5. ベンゾジアゼピン系薬剤

午前 43　統合失調症患者。会話の内容がずれ、自分の考えに偏った一方的な発言ばかりで、相手の立場になって考えることができない。障害が疑われるのはどれか。

1．遂行機能
2．行動制御
3．社会的認知
4．注意の選択性
5．プライミング

午前 44　統合失調症の認知機能障害の改善に焦点を当てたプログラムとして、パソコン上の教育用ソフトウェア課題を用いるのはどれか。

1．IPS
2．NEAR
3．WRAP
4．MCT〈Metacognitive Training〉
5．SCIT〈Social Cognition and Interaction Training〉

午前 45　うつ病の回復期の作業療法で適切なのはどれか。

1．適度な運動を活動に取り入れる。
2．メモは使わず記憶するよう促す。
3．休憩は最小限にして持久力をつける。
4．あらかじめ決めた活動は全て行うようにする。
5．自信を取り戻すため高めの負荷量を設定する。

午前 46　TEACCH プログラムが対象としているのはどれか。

1．自閉症
2．素行障害
3．選択性緘黙
4．チック障害
5．反応性愛着障害

午前 47　強直間代けいれんの発作時の対応で正しいのはどれか。

1．上下肢を抑える。
2．タオルを噛ませる。
3．発作の様子を記録する。
4．刺激を加えて意識障害の程度を判定する。
5．発作終了後、直ちに抗てんかん薬を服用させる。

午前 48　認知症患者に対する作業プログラムを作成する上での留意点で適切なのはどれか。

1．活動の時間帯は覚醒水準に応じて設定する。
2．新しい事に挑戦していくような活動を用いる。
3．活動は多少幼稚になっても、可能な限り単純化する。
4．生活史よりも、現在の状態を重視して活動を選択する。
5．患者同士で作品への感想を述べ合う場面は作らないようにする。

午前 49　心神喪失等の状態で重大な他害行為を行った者の医療及び観察等に関する法律〈医療観察法〉で、精神保健審判員（必要な学識経験を有する医師）とともに処遇を決定する職はどれか。

1．検察官
2．裁判官
3．都道府県知事
4．社会復帰調整官
5．精神保健参与員

午前 50　精神障害者の雇用や就労支援で適切なのはどれか。

1．就労移行支援の標準利用期間は1年間である。
2．精神障害者は法定雇用率の算定基礎に含まれている。
3．障害者就業・生活支援センターは、利用者と雇用契約を締結しなければならない。
4．個別化された援助付き雇用プログラムは、就労後より就労前の訓練を重視している。
5．就労定着支援では、職場定着に必要な業務上のスキルアップに特化した専門支援を提供する。

午後1　Danielsらの徒手筋力テスト（段階1及び0)の検査肢位で正しいのはどれか。2つ選べ。

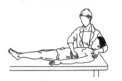
1．腹直筋

2．前鋸筋

3．僧帽筋中部線維

4．上腕三頭筋

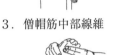
5．長橈側手根伸筋

午後2　図の遠城寺式乳幼児分析的発達検査表の結果から考えられる移動運動の発達月数で正しいのはどれか。

[年:月]	暦年齢	移動運動	手の運動	基本的習慣	対人関係	発語	言語理解	移動運動	手の運動
4:8								スキップができる	紙飛行機を自分で折る
4:4								ブランコに立ちのりしてこぐ	はずむボールをつかむ
0:10								つかまって立ちあがる	びんのふたを、あけたりしめたりする
0:9								ものにつかまって立っている	おもちゃのたいこをたたく
0:8								ひとりで座って遊ぶ	親指と人さし指でつかもうとする
0:7								腹ばいで体をまわす	おもちゃを一方の手から他方に持ちかえる
0:6								寝がえりをする	手を出してものをつかむ
0:5								横向きに寝かせると寝がえりをする	ガラガラを振る
0:4								首がすわる	おもちゃをつかんでいる
0:3								あおむけにして体をおこしたとき頭を保つ	頬にふれたものを取ろうとして手を動かす
0:2								腹ばいで頭をちょっとあげる	手を口に持っていってしゃぶる
0:1								あおむけでときどき左右に頭の向きをかえる	手にふれたものをつかむ
0:0									

	移動運動	手の運動
	運	動

1．3〜4か月
2．4〜5か月
3．5〜6か月
4．6〜7か月
5．7〜8か月

午後3　82歳の女性。右利き。手関節脱臼骨折後、手関節掌屈0°、前腕回外10°の可動域制限がある。それ以外の上肢の関節可動域や筋力は保たれている。歯がなく、義歯を装着していない為にきざみ食を箸で食べているが、肩関節外転の代償運動が出現している。「こぼれやすく、口に届きにくい。右手で楽に食べたい」との訴えがある。食事用自助具①〜⑤を示す。適切なのはどれか。

1．①
2．②
3．③
4．④
5．⑤

①
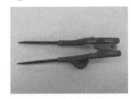

②
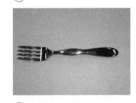

③
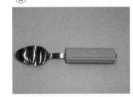

④
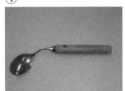

⑤
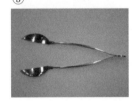

午後4　心電図を示す。この心電図の所見で正しい
　　　のはどれか。2つ選べ。

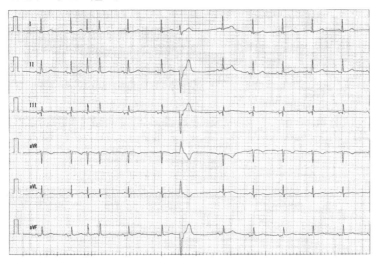

10mm/mV　25mm/s

1．頻　脈
2．心房粗動
3．PR 間隔延長
4．上室性期外収縮
5．心室性期外収縮

午後5　80 歳の女性。右利き。脳梗塞急性期の頭
　　　部 MRI 拡散強調像を示す。この患者の症状
　　　で考えられるのはどれか。

1．失　行
2．失　語
3．体幹失調
4．右片麻痺
5．左半身の感覚障害

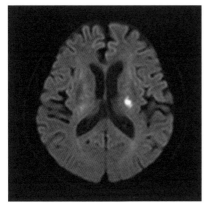

右　　　　　　　　　　　　　左

午後6　30 歳の女性。断端長 25% 残存の左前腕切
　　　断。肘関節が屈曲 30°に制限されている。屈
　　　曲運動を補い、腹部前面での両手動作を可能
　　　にするため能動義手を作製する。ソケットと
　　　肘継手の組合せで正しいのはどれか。

1．差し込み式前腕ソケット
　　　──────倍動肘ヒンジ継手
2．前腕用スプリットソケット
　　　──────倍動肘ヒンジ継手
3．ノースウエスタン式前腕ソケット
　　　──────能動単軸肘ヒンジ継手
4．ミュンスター式前腕ソケット
　　　──────軟性たわみ式継手
5．ミュンスター式前腕ソケット
　　　──────能動単軸肘ブロック継手

午後7　63 歳の女性。主婦。関節リウマチ。発症後
　　　半年が経過した。Steinbrocker のステージⅡ、
　　　クラス2。料理など家事全般を好み、熱心に
　　　行ってきた。立ち仕事が多く、最近膝痛が出
　　　現した。この患者に対する作業療法の留意点
　　　で適切なのはどれか。

1．膝伸展固定装具を装着する。
2．片手でフライパンを使うよう指導する。
3．家事は一度にまとめて行うよう指導する。
4．筋力強化は等尺性収縮運動を中心に行う。
5．関節可動域訓練は最終域感を超えるようにす
　　る。

午後8　60歳の女性。視床出血発症後1か月。左片麻痺を認め、Brunnstrom 法ステージは上肢Ⅱ、手指Ⅱ、下肢Ⅳである。左手指の発赤、腫脹および疼痛を認め、訓練に支障をきたしている。この患者に対する治療で正しいのはどれか。

1．交代浴を行う。
2．肩関節の安静を保つ。
3．手指の可動域訓練は禁忌である。
4．疼痛に対し手関節の固定装具を用いる。
5．肩関節亜脱臼には Hippocrates 法による整復を行う。

午後9　38歳の女性。32歳時に四肢脱力が出現、多発性硬化症の診断を受け寛解と増悪を繰り返している。2週前に痙縮を伴う上肢の麻痺にて入院。大量ステロイドによるパルス療法を行った。この時点での痙縮の治療手段で正しいのはどれか。

1．TENS
2．超音波療法
3．赤外線療法
4．ホットパック
5．パラフィン療法

午後10　頸髄損傷完全麻痺者（第6頸髄節まで機能残存）が肘での体重支持を練習している図を示す。この練習の目的動作はどれか。

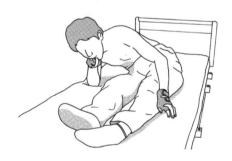

1．導尿カテーテル操作
2．ベッド上での移動
3．足上げ動作
4．上着の着脱
5．寝返り

午後11　30歳の男性。調理師。頭部外傷受傷後か4か月が経過し、回復期リハビリテーション病棟に入院している。麻痺はないが、明らかな企図振戦がある。意識障害や著しい記銘力低下はないが、些細なことで怒り出す。作業をする場合にはすぐに注意がそれてしまい継続できず、口頭での促しが必要である。ADLは自立し、現職復帰を希望している。この時期の作業療法の指導で正しいのはどれか。

1．受傷前の職場を訪問させる。
2．包丁を用いた調理訓練を行う。
3．作業の工程リストを作らせる。
4．訓練はラジオを聴かせながら行う。
5．怒り出したときには厳格に注意する。

午後12　57歳の女性。右利き。火災により右前腕以遠にⅢ度の熱傷を受傷した。救命救急センターに搬送され、壊死組織のデブリドマンを施行され、植皮術が行われた。術後3日目にベッドサイドにて作業療法を開始した。この時点での受傷手への対応で正しいのはどれか。

1．弾性包帯による巻き上げ
2．他動関節可動域訓練
3．動的スプリント製作
4．安静時の挙上
5．抵抗運動

午後13 85歳の男性。脳血管障害による右片麻痺で、発症から5か月が経過。回復期リハビリテーション病棟に入院中。主な介護者は77歳の妻。左手でT字杖を使用して屋内平地歩行は可能であるが、屋外は車椅子介助である。排泄はトイレにて自力で行うが、夜間頻尿と切迫性尿失禁がある。自宅の見取り図を示す。在宅復帰に向けて住環境の調整を行う際、作業療法士のアドバイスで正しいのはどれか。

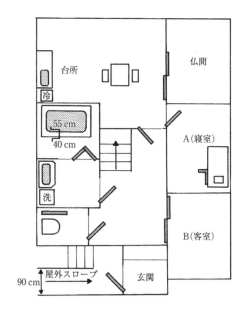

1．寝室をB（客室）に変更する。
2．ベッドの頭の向きを逆にする。
3．トイレの扉を内開きに変更する。
4．屋外スロープは1cmの立ち上がりをつける。
5．浴室に入出槽用の天井走行リフトを設置する。

午後14 45歳の男性。アルコール依存症。家で飲酒し酔って妻を怒鳴ってしまい、翌日に強い罪悪感を覚えることが増えている。反省して飲酒を減らそうとしたがうまくいかなかった。このままではいけないと思い、精神科を受診した。患者は妻の強い希望を受け入れて、しぶしぶ入院治療を受けることにした。治療プログラムの1つとして作業療法が処方された。初回の面接で、患者は、断酒しなければならないのはわかるが、コントロールして飲みたいという気持ちもあると述べた。治療への動機付けの目的で、面接の中で取り上げるべき話題として最も適切なのはどれか。

1．妻との関係
2．作業療法の必要性
3．飲酒による身体的な問題
4．断酒について迷っている気持ち
5．ストレス発散のための飲酒の必要性

午後15 65歳の女性。元来、几帳面な性格だが友人も多く活動的に過ごしていた。3か月前に、自宅のリフォームを契機に、早朝覚醒、食思不振、抑うつ気分や意欲低下が生じ、友人とも会わないようになった。自宅で自殺を企図したが未遂に終わり、1か月前に家族が精神科を受診させ、即日医療保護入院となった。単独散歩はまだ許可されていないが、抗うつ薬による治療で抑うつ気分は改善傾向にあり、病棟での軽い体操プログラムへの参加を看護師から勧められて、初めて参加した。この時点での患者に対する作業療法士の関わりで適切でないのはどれか。

1．必要に応じて不安を受け止める。
2．過刺激を避けながら短時間で行う。
3．具体的体験により現実感の回復を促す。
4．参加各回の達成目標を明確にして本人と共有する。
5．薬物療法の副作用が生じていないかアセスメントする。

午後16 72歳の女性。夫は1年前に亡くなり1人暮らしをしている。家事をこなし地域のボランティア活動にも参加して活動的であるが「最近、下肢の深いところに虫が這うような不快さがあり、週3日くらいよく眠れない。20代のときにも同じような症状があった」と訴えている。作業療法士の助言で適切なのはどれか。

1. ペットを飼うように勧める。
2. 家族と一緒に住むようにと家族介入をする。
3. 筋肉量が少ないため筋力トレーニングを勧める。
4. 薬物療法の適応について医師へ相談するよう勧める。
5. 認知症の可能性があるので、介護保険を受けるように勧める。

午後17 53歳の女性。前交通動脈瘤破裂によるくも膜下出血にて救急搬送された後、クリッピング術が施行された。術後1週で作業療法が処方された。言語機能と身体機能には大きな問題はみられず、食事、更衣、整容などは自立していたが、担当の作業療法士の名前や新しい出来事が覚えられない、などがみられた。この患者に行う評価で適切なのはどれか。2つ選べ。

1. BIT
2. MMSE
3. SLTA
4. VPTA
5. WMS−Ⅲ

午後18 14歳の女子。生来健康で活発であった。6か月前からダイエットを契機に拒食や過食嘔吐をするようになり、体重が58kg（身長158cm）から41kgまで減少した。心配した母親に連れられて精神科を受診し、入院となった。3週後、体重は47kgを超えて作業療法が開始となったが、部屋にある料理の本をずっと眺めており「したいことに集中できない」と訴えた。この患者に対する作業療法士の声かけで適切なのはどれか。

1. 「気分転換できる作業を探しましょう」
2. 「復学に向けた計画を考えていきましょう」
3. 「料理に興味があるのですね。簡単なものから作ってみましょう」
4. 「食物から距離を取るために、ここでは料理の本を見るのはやめましょう」
5. 「休養が大事な時期です。何もせずゆっくり過ごすことを目標にしましょう」

午後19 7歳の男児。几帳面なところがある。小学校に入学して数か月後から肩をすくめる、まばたきをすることが目立ってきた。最近、授業中に顔しかめや首ふりなども激しくなり、担任の先生から注意されることが増えた。友達と遊んでいるときや眠っているときは起こらない。悩んだ母親が本人を連れて来院、チック障害と診断され作業療法の導入となった。作業療法士の対応で適切なのはどれか。

1. 本人に困っていることを聞く。
2. 本人にチックが起こるときの状況を尋ねる。
3. チックを起さないよう努力するように本人に言う。
4. 緊張に慣れる目的で最前列に座らせるよう担任の先生に依頼する。
5. クラスメートに障害のことは知らせずにおくよう担任の先生に依頼する。

午後20 61歳の男性。BMI27.5。前頭葉および側頭葉に著明な萎縮を認めて入院加療中。発語は発症前より減少しているが、エピソード記憶や手続き記憶は比較的残存している。自分の昼食を食べ終えた後も他人の食事や配膳車の残飯を勝手に取って食べる行為があり、取り戻そうとすると激しく怒り出す。午後の集団体操プログラムではすぐに立ち去ろうとする一方、カラオケには興味を示し、集中して数曲を歌う。食行動に対する作業療法士の対応で最も適切なのはどれか。

1．減量の必要性を説明する。
2．他の患者に状況を説明し、受容的に対応してもらう。
3．毎回の昼食が終了次第、体操プログラムを導入する。
4．毎回の昼食が終了次第、カラオケのプログラムを導入する。
5．他人の食事を勝手に食べてはいけないことを言葉で簡潔に伝える。

午後21 ICF の構成要素である「環境因子」の第2レベルに分類されるのはどれか。2つ選べ。

1．家族の態度
2．住居の入手
3．健康に注意すること
4．交通機関や手段の利用
5．保健サービス・制度・政策

午後22 MTDLP で正しいのはどれか。

1．作業療法士が重要と考える生活行為を実現するためのプログラムである。
2．終末期患者には適用しない。
3．本人・家族・支援者の連携を促進する。
4．3つのシートで構成される。
5．目標とした生活行為の満足度は、1〜100点で自己評価する。

午後23 OTPF の項目に含まれないのはどれか。

1．意　志
2．文　脈
3．個人因子
4．作業要件
5．遂行パターン

午後24 男性に比べて女性に多い疾患はどれか。

1．Perthes 病
2．多発性筋炎
3．高尿酸血症
4．強直性脊椎炎
5．Duchenne 型筋ジストロフィー

午後25 深部腱反射の亢進がみられるのはどれか。

1．重症筋無力症
2．多発性硬化症
3．Guillain-Barré 症候群
4．筋強直性ジストロフィー
5．Duchenne 型筋ジストロフィー

午後26 小指の感覚をつかさどる神経根と末梢神経の組合せはどれか。

1．第6頸髄神経根 ——— 橈骨神経
2．第7頸髄神経根 ——— 正中神経
3．第7頸髄神経根 ——— 尺骨神経
4．第8頸髄神経根 ——— 正中神経
5．第8頸髄神経根 ——— 尺骨神経

午後27 移動評価において「歩行は困難であるが、介護者の見守りの下、車椅子で 50m の移動が可能である」場合の FIM と Barthel Index の評価点との組合せで正しいのはどれか。

1．FIM 6 点 ——— Barthel Index 10 点
2．FIM 5 点 ——— Barthel Index 10 点
3．FIM 5 点 ——— Barthel Index 5 点
4．FIM 4 点 ——— Barthel Index 5 点
5．FIM 4 点 ——— Barthel Index 0 点

午後28 PEDI で正しいのはどれか。2つ選べ。

1．18 項目で構成される。
2．7 段階の尺度で評価する。
3．義務教育終了年齢まで適応される。
4．基準値標準スコアと尺度化スコアが算出される。
5．セルフケア、移動、社会的機能の領域に分類される。

午後29 作業遂行要因の評価法の説明で正しいのはどれか。
1．意志質問紙は満足度を評価する。
2．AMPSは運動技能と処理技能を評価する。
3．興味チェックリストは作業の到達度を評価する。
4．役割チェックリストは役割の認識と数を評価する。
5．COPMは作業の遂行度、重要度、認識度を評価する。

午後30 脳卒中片麻痺に用いる上肢機能検査のうち、32点満点でプログラム作成のための標準回復プロフィールが用意されているのはどれか。
1．MAL〈motor activity log〉
2．MAS
3．MFT
4．SIAS
5．STEF

午後31 小児の知能検査で用いられるのはどれか。2つ選べ。
1．MAS
2．GMFM
3．WeeFIM
4．WISC－Ⅲ
5．K-ABC心理・教育アセスメントバッテリー

午後32 椅子座位で高齢者が食事をする際に誤嚥のリスクを高める動作はどれか。
1．頬　杖
2．顎をひく
3．上を向く
4．うなずく
5．横を向く

午後33 ボツリヌス毒素を用いた治療で、効果の一般的な持続期間はどれか。
1．1〜2日間
2．1〜2週間
3．3〜4か月間
4．2〜3年間
5．4年以上

午後34 車椅子とベッドとの移乗動作の練習方法で正しいのはどれか。2つ選べ。
1．疲労度を同程度に保って練習するのは恒常練習である。
2．車椅子からの立ち上がりのみ練習するのは部分練習である。
3．動作手順を正しく言えるように練習するのは全体練習である。
4．アプローチ角度やベッドの高さを変えて練習するのは多様練習である
5．車椅子のブレーキ操作と移乗に区切って練習するのは分散練習である。

午後35 Parkinson病のHoehn&Yahrの重症度分類でステージⅢの患者に対する作業療法で使用するのはどれか。
1．メトロノーム
2．座位保持装置
3．バランスボード
4．ユニバーサルカフ
5．ポータブルスプリングバランサー

午後36 慢性閉塞性肺疾患患者のADLで息切れを軽減させるための指導として適切なのはどれか。
1．洗髪は両手で行う。
2．靴下の着脱は床に座り行う。
3．ズボンの着脱は立位で行う。
4．和式トイレを洋式トイレに変更する。
5．前開きシャツをかぶり型シャツに変更する。

午後37 介護保険を利用した福祉用具貸与の対象で正しいのはどれか。
1．自動排泄処理装置の交換可能部分
2．据置型トイレ用手すり
3．入浴補助用具
4．簡易浴槽
5．腰掛便座

午後38 三次予防はどれか。
1．3歳児健康診査
2．健常高齢者の運動指導
3．高血圧患者の降圧剤投与
4．慢性腎不全患者の食事指導
5．片麻痺患者の機能的作業療法

午後39 作業療法研究においてエビデンスレベルが最も高いのはどれか。
1．専門家委員会の報告
2．1つのランダム化比較試験
3．よくデザインされた記述的研究
4．よくデザインされた準実験的研究
5．複数のランダム化比較試験のメタ分析

午後40 「い」で始まる単語をなるべく多く挙げてください、という課題に対して統合失調症患者が「考えられない」、「言葉が出てこない」と訴えた。この状況から考えられる患者の障害で正しいのはどれか。
1．運動機能障害
2．注意機能障害
3．言語性記憶障害
4．言語流暢性障害
5．ワーキングメモリーの障害

午後41 「ビンの蓋閉めと箱づめ」、「コネクター組み立て」、「釣銭計算」、「郵便番号調べ」などの職場の作業に近い課題を実施し、適性能を測定する職業評価で正しいのはどれか。
1．GATB
2．場面設定法
3．MODAPTS
4．ESCROW Profile
5．マイクロタワー法

午後42 総合的な認知症の重症度を評価する尺度はどれか。
1．NPI
2．CDR
3．HDS－R
4．BEHAVE－AD
5．PSMS〈Physical Self－Maintenance Scale〉

午後43 統合失調症の予後を予測する因子で正しいのはどれか。2つ選べ
1．病　識
2．身体的愁訴
3．低ナトリウム血症
4．初回入院時の処方薬の種類
5．発病してから治療を開始するまでの期間

午後44 双極性障害の躁状態の特徴で適切でないのはどれか。
1．自尊心の肥大
2．注意力の増強
3．睡眠欲求の減少
4．快楽的活動への没頭
5．目標志向性の活動亢進

午後45 境界性パーソナリティ障害の患者が自傷行為をほのめかしたとき、作業療法士の行うべき対応はどれか。
1．緊急入院を勧める。
2．死にたい気持ちの有無を確認する。
3．作業療法を延長し関わる時間を増やす。
4．過去の自傷行為の回数について詳しく聴取する。
5．自傷行為をしたら作業療法は続けられないと伝える。

午後46 注意欠如・多動性障害の患者の就労に関して適切な助言はどれか。
1．優先順位にこだわらないようにする。
2．多彩なやり方で物事を行うようにする。
3．周囲の人に配慮を求めないようにする。
4．自分だけの時間や場所を作るようにする。
5．便利なハイテク機器などは利用しないようにする。

午後47 PTSD〈外傷後ストレス障害〉に関する対応で適切なのはどれか。
1．曝露療法は短期間に留める。
2．外傷体験の直後は詳しく体験を語らせる。
3．集団の中で体験を語り合うことは避ける。
4．心的外傷体験の一般的な心理反応を説明する。
5．心理的動揺がある程度収まってから心理的応急処置を実施する。

午後48　アルコール関連問題に対する二次予防は
　　　　どれか。
　1．入院による治療
　2．中学校や高等学校でのアルコール教育
　3．未成年が酒類を入手しづらくする環境作り
　4．病院に受診していないアルコール依存症者の
　　　早期発見
　5．断酒会やAA〈Alcoholics Anonymous〉な
　　　どの自助グループへの参加推奨

午後49　精神科リハビリテーション活動の説明で
　　　　正しいのはどれか。
　1．ACTは重症精神障害者の地域生活を支援す
　　　る。
　2．SSTは精神科病院内での生活技能の向上を
　　　目指す。
　3．認知リハビリテーションは集団形式で実施す
　　　ることは避ける。
　4．ケアマネジメントは支援機関中心に必要な
　　　サービスを検討し利用者に提供する。
　5．心理教育は、援助する者とされる者とを明確
　　　に区分した構造的な治療関係の中で実施する。

午後50　患者が自己の心理的矛盾や課題に気づく
　　　　ことを促す面接技法はどれか。
　1．共　感
　2．傾　聴
　3．反　映
　4．直面化
　5．開かれた質問

●●●●●第 55 回 問題●●●●●

午前1　関節可動域測定法（日本整形外科学会、日本リハビリテーション医学会基準による）で正しいのはどれか。2つ選べ。

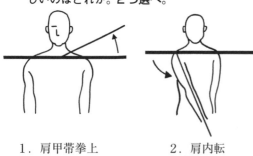

1. 肩甲帯挙上　　　　2. 肩内転

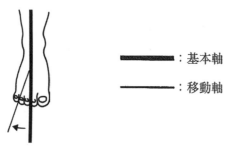

3. 胸腰部屈曲　　　　4. 頸部右側屈

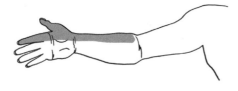

━━━：基本軸
──：移動軸

5. 足部外転

午前2　75歳の女性。頸椎症性神経根症。4年前から上肢のしびれ感がある。その領域を図に示す。障害を受けている神経根で正しいのはどれか。

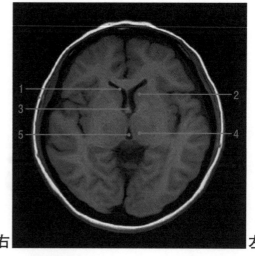

1. C 5
2. C 6
3. C 7
4. C 8
5. Th 1

午前3　頭部 MRI を示す。正しいのはどれか。2つ選べ。

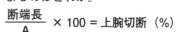

右　　　　　　　　　　　　　左

1. 第四脳室
2. 尾状核
3. 脳　梁
4. 視　床
5. 被　殻

午前4　上腕切断の適応義手を検討するための切断レベルを算出する式において、Aにあてはまるのはどれか。

$$\frac{断端長}{A} \times 100 = 上腕切断（\%）$$

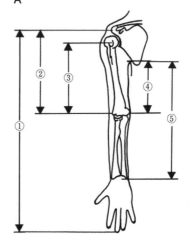

1. ①
2. ②
3. ③
4. ④
5. ⑤

午前5 関節リウマチにみられる手指関節の変形を図に示す。番号と変形の組合せで正しいのはどれか。

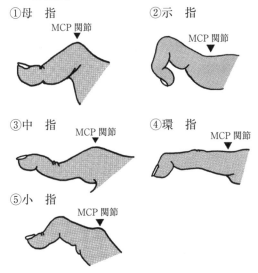

①母　指　MCP 関節
②示　指　MCP 関節
③中　指　MCP 関節
④環　指　MCP 関節
⑤小　指　MCP 関節

1．①　――　ダックネック変形
2．②　――　槌指変形
3．③　――　鷲爪指変形
4．④　――　ボタン穴変形
5．⑤　――　スワンネック変形

午前6 30歳男性。頸髄損傷完全麻痺（第6頸髄まで機能残存）。上腕三頭筋の筋力検査を行う場面を図に示す。代償運動が出現しないように作業療法士が最も抑制すべき運動はどれか。

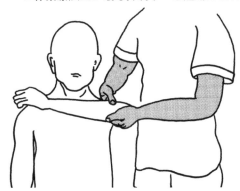

1．体幹屈曲
2．肩関節屈曲
3．肩関節外転
4．肩関節外旋
5．前腕回内

午前7 心電図をモニターしながら訓練を行った際の訓練前と訓練中の心電図を示す。変化に関する所見で正しいのはどれか。

1．二段脈
2．心房粗動
3．心室頻拍
4．ST の低下
5．上室性頻拍

訓練前

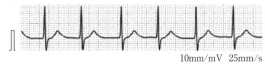

10mm/mV　25mm/s

訓練中

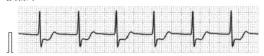

10mm/mV　25mm/s

午前8 78歳の女性。右利き。脳梗塞による左片麻痺で入院中。Brunnstrom 法ステージは上肢Ⅴ、手指Ⅵ、下肢Ⅴ。歯がなく、きざみ食をスプーンで全量自力摂取しているが、次から次へと食べ物を口に運ぶ。改訂水飲みテスト〈MWST〉は5点、反復唾液嚥下テスト〈RSST〉は4回/30秒であった。この患者への対応で正しいのはどれか。

1．摂食嚥下に問題の無い患者の対面に座らせる。
2．食前に耳下腺マッサージを行う。
3．主菜・副菜にとろみをつける。
4．小さいスプーンを使用させる。
5．患者の左空間に皿を置く。

午前9 54歳の女性。左母指ばね指の術後、経過は良好であったが、術後3か月ころから些細な動作で母指にビリビリするような疼痛が出現した。術後5か月目に自宅近くの病院を受診し、CRPS〈複合性局所疼痛症候群〉と診断され、投薬治療と外来作業療法が開始となった。開始時の左母指痛はNRS〈numerical rating scale〉で安静時1、動作時6。左上肢機能は総握りでは指尖手掌間距離が2〜3cm、肩・肘関節のROMに軽度制限を認め、手指のMMTは段階3、握力2kgで、日常生活では左手をほとんど使用していない状態であった。実施する作業療法で誤っているのはどれか。

1．疼痛を誘発しない動作方法を検討する。
2．疼痛の完全除去を目標とする。
3．物品に触れる機会を増やす。
4．自動運動から開始する。
5．生活状況を聴取する。

午前10 70歳の女性。Parkinson病。Hoehn&Yahrの重症度分類ステージⅢ。自宅で頻回に転倒し、日常生活に支障をきたすようになった。この患者に対する指導として適切なのはどれか

1．直線的な方向転換をする。
2．歩行時に体幹を屈曲する。
3．車椅子駆動の方法を指導する。
4．リズムをとりながら歩行する。
5．足関節に重錘バンドを装着して歩行する。

午前11 51歳の男性。仕事中に3mの高さから転落し、外傷性脳損傷を生じ入院した。受傷2週後から作業療法を開始した。3か月が経過し運動麻痺はみられなかったが、日付がわからない、1日のスケジュールを理解できない、感情のコントロールが難しい、複雑な作業は混乱してしまうなどの状態が続いた。作業療法で適切なのはどれか。

1．静かな環境で行う。
2．新規課題を毎日与える。
3．複数の作業療法士で担当する。
4．不適切な言動には繰り返し注意する。
5．集団でのレクリエーション活動を導入する。

午前12 80歳の女性。重度の認知症患者。訪問作業療法を実施した際の足の写真を示す。対処方法で正しいのはどれか。

1．入浴を禁止する。
2．摂食状況を確認する。
3．足部装具を装着させる。
4．足関節の可動域訓練は禁忌である。
5．踵部にドーナツ型クッションを使用する。

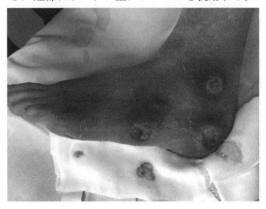

午前13 66歳の男性。要介護1となり介護老人保健施設に入所した。入所1週後、作業療法士によるリハビリテーションを行うために機能訓練室に来室した際、動作の緩慢さと手指の振戦が観察された。妻は本人が中空に向かって「体操服姿の小学生がそこにいる」と言うのを心配していた。本人に尋ねると、見えた内容について具体的に語っていた。疾患として考えられるのはどれか。

1．Creutzfeldt−Jakob病
2．Alzheimer型認知症
3．Lewy小体型認知症
4．意味性認知症
5．正常圧水頭症

午前14 53歳の男性。うつ病の診断で10年前に精神科通院治療を受けて寛解した。1か月前から抑うつ気分、食思不振、希死念慮があり、入院して抗うつ薬の投与を受けていた。1週前からパラレルの作業療法に参加していたが、本日から他患者に話しかけることが増え、複数の作業療法スタッフに携帯電話など個人情報を尋ねてまわるようになった。「食欲も出てきた」と大声を出している。この時点での作業療法士の対応として最も適切なのはどれか。

1．食欲が戻ったので調理実習を計画する。
2．その場で作業療法室への出入りを制限する。
3．患者との関係作りのため携帯電話番号を教える。
4．担当医や病棟スタッフに状態の変化を報告する。
5．行動的となったことを本人にポジティブ・フィードバックする。

午前15 24歳の女性。高校生のころ、授業で教科書を音読する際に声が震えて読めなくなり、それ以降、人前で発表することに恐怖感を抱くようになった。就職後、会議のたびに動悸や手の震え、発汗が生じるようになり「変だと思われていないだろうか」、「声が出るだろうか」と強い不安を感じるようになった。最近になり「人の視線が怖い」、「会議に出席するのがつらい」と言うようになり、精神科を受診し外来作業療法が開始された。この患者の障害として適切なのはどれか。

1．社交（社会）不安障害
2．全般性不安障害
3．パニック障害
4．強迫性障害
5．身体化障害

午前16 16歳の男子。高校に進学したが友人関係のトラブルが続き不登校となった。校医に相談し精神科を受診したところ、対人関係技能の低さ、こだわりの強さ、感覚過敏などを指摘され、作業療法に参加することとなった。この患者でみられる行動の特徴として正しいのはどれか。

1．相手に気を遣い過ぎる。
2．本音と建前を区別できない。
3．葛藤に満ちた対人関係を結ぶ。
4．他者の関心を集めようとする。
5．否定的評価を受ける状況を避けようとする。

午前17 40歳の男性。20歳から飲酒を始め、就職後はストレスを解消するために自宅で習慣的に飲酒していた。その後、毎晩の飲酒量が増え、遅刻や無断欠勤をし、休みの日は朝から飲酒するようになった。連続飲酒状態になり、リビングで泥酔し尿便を失禁していた。心配した妻に連れられて精神科を受診し、そのまま入院となった。離脱症状が始まり、体調が比較的安定したところで主治医から作業療法の指示が出された。初回面接時には「自分は病気ではない」と話した。初期の対応で適切なのはどれか。

1．飲酒しないように繰り返し指導する。
2．心理教育により依存症の理解を促す。
3．AA〈Alcoholics Anonymous〉を紹介する。
4．10 METsの運動で身体機能の回復を促す。
5．飲酒による問題の存在を受け入れるよう促す。

午前18 22歳の女性。幼少期から聞き分けの良い子だと両親に評価されてきた。完全主義であり、社交的ではないものの仲の良い友人はいた。中学生の時に自己主張をして仲間はずれにされ、一時的に保健室登校になったことがある。その後は優秀な成績で高校、大学を卒業したが、就職してからは過剰適応によるストレスで過食傾向になった。体重増加を同僚に指摘されてから食事を制限し、身長は170cmだが体重を45kg未満に抑えることにこだわるようになった。この患者への外来での作業療法士の関わりとして最も適切なのはどれか。

1．幼少期の母子体験に触れる。
2．作業療法の目的は半年間かけて伝える。
3．体重測定の結果をグラフ化するのを手伝う。
4．作業に失敗しても大丈夫であることを伝える。
5．本人の作業療法での作品の背景にあるものを分析して伝える。

午前19 66歳の女性。歌が好きでカラオケをよく楽しんでいたが、1年前から言葉数が少なくなり夫が心配して精神科を初めて受診した。MMSE は正常範囲内であった。MRI では前頭葉優位の限局性脳萎縮があり、SPECT では両側の前頭葉から側頭葉に血流低下が認められた。現在は定年退職した夫と2人暮らしをしており、家事は夫が行っている。デイケアに週1回通所しており、好きだった塗り絵や和紙工芸などの作業活動に参加するが、落ち着きがなく途中で立ち去ろうとする行動が頻回にみられる。作業活動の持続を促す対応として最も適切なのはどれか。

1．注意がそれたら道具や材料を見せながら声をかける。
2．顔見知りのメンバーが多いフロアに移動する。
3．立ち去ってはいけないとはっきり伝える。
4．初めて体験する手工芸を取り入れる。
5．セラピストを変更する。

午前20 32歳の女性。8歳の娘が担任の先生の勧めで1週前に精神科を受診し、注意欠如・多動性障害と診断を受けた。放課後等デイサービスを利用することになり、作業療法士がこの女性と面接したところ「集中力が続かないし、物忘れもひどかったけど、まさか自分の子どもが障害児なんて思っておらずいつも叱っていた。お友達ともうまくいっていない状況が続いており、とても心配していた。これからどうしたら良いでしょうか」と話す。この時の作業療法士の対応で最も適切なのはどれか。

1．娘への不適切な対応を指摘する。
2．障害の特徴について解説する。
3．他の障害児の親に会わせる。
4．障害は改善すると伝える。
5．不安を受け止める。

午前21 臨床研究に関する倫理指針で正しいのはどれか。

1．研究への参加は任意である。
2．研究終了後は、守秘義務は解除される。
3．個人データは誰にでも開示する義務がある。
4．開始した研究への参加中止の申し立ては認められない。
5．第三者へ個人データを提供する場合、事後報告が必要である。

午前22 疾患を有する人の中で、検査で正しく陽性と判定される割合はどれか。

1．感　度
2．一致率
3．特異度
4．偽陽性率
5．偽陰性率

午前23 作業遂行の評価の説明で正しいのはどれか。

1．意志質問紙は生活満足度を評価する。
2．AMPS は患者への質問紙により評価する。
3．興味チェックリストは作業の満足度を評価する。
4．COPM は作業の運動技能と処理技能を評価する。
5．役割チェックリストは役割の知覚と価値を評価する。

午前24 作業療法の目標設定で誤っているのはどれか。

1．定性的目標では治療効果の評価が容易である。
2．長期目標では社会的側面に言及する。
3．達成可能な現実的なものとする。
4．制約条件を考慮して設定する。
5．達成時期を明確に設定する。

午前25 小脳性運動失調の検査の目的で正しいのはどれか。

1．鼻指鼻試験で反復拮抗運動障害をみる。
2．線引き試験で運動変換障害をみる。
3．跳ね返り現象で運動分解をみる。
4．踵膝試験で測定障害をみる。
5．膝打ち試験で振戦をみる。

午前26 びまん性軸索損傷の患者で正しいのはどれか。

1. 運動失調は呈さない。
2. 認知障害の回復は良好である。
3. 四肢、体幹の外傷の合併は少ない。
4. 四肢、体幹の関節拘縮を生じやすい。
5. 社会的行動異常が生活上において問題となる。

午前27 杖歩行を行う左片麻痺患者の、常時2点支持歩行の歩き出しで正しいのはどれか。

1. 左 脚 → 杖 → 右 脚
2. 右 脚 → 杖 → 左 脚
3. 左 脚 → 右 脚 → 杖
4. 杖 → 左 脚 → 右 脚
5. 杖 → 右 脚 → 左 脚

午前28 自宅で電話の対応ができないといった認知症症状の進行があり、意思疎通の困難さがあるが、介助者が注意していれば日常生活は自立できている。認知症高齢者の日常生活自立度判定基準のランクはどれか。

1. Ⅱa
2. Ⅱb
3. Ⅲa
4. Ⅲb
5. Ⅳ

午前29 関節リウマチ患者の動作と自助具の組合せで正しいのはどれか。

1. 靴下を脱ぐ ――――― ソックスエイド
2. ドアの開閉 ――――― ドアノブレバー
3. タオルをしぼる ―― ループ付きタオル
4. 瓶の蓋を開ける ――― マジックハンド
5. キーボード操作 ――― キーボードカバー

午前30 脊髄損傷患者において、仙髄領域の評価でASIAの評価表に含まれているのはどれか。2つ選べ。

1. 肛門括約筋の随意収縮
2. 仙髄領域の感覚
3. 球海綿体反射
4. 肛門の緊張
5. 肛門反射

午前31 呼吸器疾患で正しいのはどれか。

1. 肺線維症は閉塞性肺疾患である。
2. 気管支拡張症では乾性咳嗽がみられる。
3. 気管支喘息の発作時は1秒率が低下する。
4. 過換気症候群では呼吸性アシドーシスになる。
5. CO_2ナルコーシスは低CO_2血症によって生じる。

午前32 がん患者の疾患特異的評価で正しいのはどれか。

1. AIMS
2. FMA〈Fugl－Meyer assessment〉
3. GBS スケール
4. Hoffer 分類
5. KPS〈Karnofsky performance scale〉

午前33 熱傷のリハビリテーションで正しいのはどれか。

1. 持続伸長運動が基本である。
2. 熱傷瘢痕部の圧迫は避ける。
3. 熱傷による拘縮予防には装具は使用しない。
4. 慢性期のパラフィン浴は60℃くらいがよい。
5. 会陰部熱傷の急性期では下肢外旋肢位のポジショニングを行う。

午前34 左半側空間無視に対する作業療法で適切なのはどれか。

1. 間隔伸張法
2. 自己教示法
3. 視覚イメージ法
4. プリズム適応療法
5. 右後頸部振動刺激

午前35 大腿骨頸部骨折に対して後方アプローチにて人工骨頭置換術を施行した患者のADL指導で正しいのはどれか。

1. 和式トイレで排泄する。
2. 割り座で足の爪を切る。
3. あぐら座位で靴下をはく。
4. 健側下肢から階段を下りる。
5. 椅子に座って床の物を拾う。

午前36 脳性麻痺の痙縮の治療として適切でないのはどれか。
1. バクロフェン髄腔内投与療法
2. 筋緊張抑制ギプス療法
3. ステロイド薬経口投与
4. フェノールブロック
5. ボツリヌス療法

午前37 尿閉患者が使用する排尿関連用具で最も適切なのはどれか。
1. コンドーム型集尿器
2. 自動吸引式集尿器
3. ポータブルトイレ
4. 尿道カテーテル
5. おむつ

午前38 地域包括支援センターの説明で正しいのはどれか。
1. 設置主体は国である。
2. 福祉用具を販売する。
3. 24時間体制で業務を行っている。
4. 業務内容には高齢者の権利擁護を含む。
5. 人員基準の3職種に作業療法士が含まれる。

午前39 変数と尺度の組合せで正しいのはどれか。2つ選べ。
1. MMT ——— 順序尺度
2. 性 別 ——— 順序尺度
3. 体 温 ——— 間隔尺度
4. 知能指数 ——— 比率尺度
5. 暦 年 ——— 比率尺度

午前40 地域障害者職業センターの役割で適切なのはどれか。
1. 就労定着支援
2. 職業準備訓練
3. 求人の開拓
4. 適応訓練
5. 職業紹介

午前41 境界性パーソナリティ障害の治療について最も適切なのはどれか。
1. 治療者への依存を促す。
2. 薬物療法は行わないようにする。
3. 長期入院により適応を良好にする。
4. 他の患者と交流させないようにする。
5. 治療的枠組みを崩さないようにする。

午前42 運動機能の特異的発達障害をもつ児について誤っているのはどれか。
1. チック症状を伴う。
2. ボタンかけが苦手である。
3. ボール遊びが苦手である。
4. 感覚統合訓練が有効である。
5. 特定の技能を直接的に教えることが有効である。

午前43 認知症患者とのコミュニケーション上の配慮で最も適切なのはどれか。
1. にぎやかな環境で話す。
2. 指示は詳細なものにする。
3. 身振り手振りは使わない。
4. 沈黙した場合は話題を変える。
5. 話題は本人と関係のあるものにする。

午前44 アルコール依存症に合併しやすい病状とそれに対する治療との組合せで正しいのはどれか。
1. アルコール幻覚症 —— 抗不安薬の投与
2. Wernicke脳症 —— ビタミンDの投与
3. 再飲酒 ——— 断酒会
4. 振戦せん妄 ——— 抗酒薬の投与
5. 人格変化 ———— 修正型電気けいれん療法

午前45 メタボリックシンドロームの改善を目的とした統合失調症患者の評価で優先すべきなのはどれか。
1. 睡眠状態
2. 対人関係
3. 入浴状況
4. 認知機能
5. 服薬内容

午前46　気分安定薬で再発の防止や頻度の減少が最も期待できる疾患はどれか。

1．気分変調症
2．血管性うつ病
3．双極性障害
4．適応障害
5．非定型うつ病

午前47　疾患と治療の組合せで正しいのはどれか。

1．解離性健忘 ── 自律訓練法
2．身体化障害 ── 系統的脱感作法
3．強迫性障害 ── 曝露反応妨害法
4．PTSD ──────── フラッディング
〈外傷後ストレス障害〉
5．心気障害 ──── 持続エクスポージャー法

午前48　我が国の自殺の現状で正しいのはどれか。

1．自殺者数は増加傾向にある。
2．自殺者数は男性より女性が多い。
3．自殺の発生は四季の中では秋が多い。
4．年齢階級別の自殺者数は50歳代が最も多い。
5．自殺の原因・動機として最も多いのは家庭問題である。

午前49　精神障害者の雇用対策で正しいのはどれか。2つ選べ。

1．精神障害者は障害者雇用義務の対象である。
2．就職1年後の職場定着率は他障害に比べて高い。
3．ハローワーク障害者職業紹介状況の就職件数の伸び率は他障害に比べて低い。
4．障害者雇用対策における精神障害者の定義は「障害者年金を受給している者」である。
5．IPS〈Individual Placement and Support〉はストレングスとリカバリー志向の実践が特徴である。

午前50　感染症への対応で正しいのはどれか。

1．B型肝炎患者は個室での訓練を原則とする。
2．開放性結核患者の病室では予防衣を着用する。
3．HIV患者の唾液に触れたら抗体検査を受ける。
4．C型肝炎患者の使用道具はアルコール消毒する。
5．インフルエンザ患者は解熱後翌日から作業療法室で訓練を開始できる。

午後1　Daniels らの徒手筋力テスト（段階3）を図に示す。検査肢位で正しいのはどれか。ただし、関節可動域には異常がないものとする。

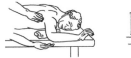
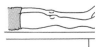

1．肩関節水平外転　　　2．足関節底屈

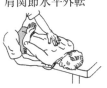

3．肩甲骨内転と下方回旋　　4．手関節屈曲

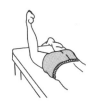

5．股関節内旋

午後2　42歳の女性。左の末梢性顔面神経麻痺と診断された。味覚の異常を訴えている。舌の異常部位を網かけにした図を示す。症状がみられる部位として正しいのはどれか。

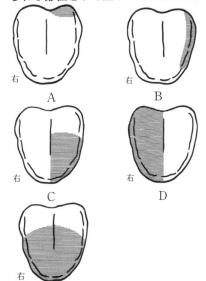

1．A
2．B
3．C
4．D
5．E

午後3　54歳の男性。勤務中に突然の気分不快を訴え病院を受診し、脳梗塞による左片麻痺にて入院となった。妻と子供との3人暮らしで家事は妻が担っていた。職業は会社員で事務仕事を行い、会社までは電車で通勤していた。3か月が経過して、ADLは自立し、患者は復職を希望するようになった。Brunnstrom法ステージは上肢Ⅲ、手指Ⅱ、下肢Ⅴで病院内外の杖歩行は自立している。認知機能に明らかな問題はない。この時点でのIADL評価で優先すべきなのはどれか。

1．買い物
2．公共交通機関の利用
3．食事の用意
4．火の始末
5．ベッドメイキング

午後4　2人の幼児が遊ぶ様子を図に示す。遊びの発達段階で正しいのはどれか。

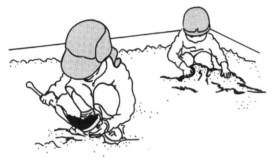

1．ごっこ遊び
2．傍観者遊び
3．平行遊び
4．連合遊び
5．協調遊び

午後5　69歳の男性。慢性心不全。心肺運動負荷試験の結果を受け、主治医から3METsまでの運動制限の指示があった。選択する活動で適切なのはどれか。

1．屋内の掃除
2．家具の運搬
3．ペンキ塗り
4．階段を上がる
5．歩行（107 m/分）

午後6　Duchenne型筋ジストロフィーの患者が床から立ち上がる様子を図に示す。厚生省筋萎縮症研究班の機能障害度分類によるステージはどれか。

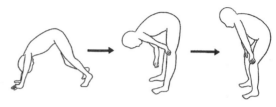

1．ステージ2
2．ステージ4
3．ステージ5
4．ステージ6
5．ステージ8

午後7　42歳の女性。多発性硬化症による両側視神経炎を伴う四肢麻痺。筋力低下が進行し、移動には車椅子を使用している。MMTは上肢近位部で段階3、遠位部で段階4。有痛性けいれんがある。この患者に対する作業療法で適切なのはどれか。

1．ビーズで指輪を作る。
2．木工作業で本棚を作る。
3．卓上編み機でマフラーを編む。
4．小さな刻印で革に模様をつける。
5．ネット手芸でティッシュボックスを作る。

午後8　58歳の女性。関節リウマチ。SteinbrockerのステージⅣ、クラス3。左手の写真を示す。使用する装具で正しいのはどれか。

1．ナックルベンダー
2．Oppenheimer型装具
3．IP関節伸展補助指装具
4．タウメル継手式手関節装具
5．PEライト製手関節軟性装具

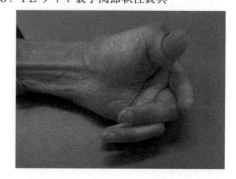

午後9 30歳の女性。上腕切断標準断端。上腕義手は差し込み式ソケット、8字ハーネス、複式コントロールケーブルシステム、随意開き式能動フックで構成されている。適合判定の際、肘90°屈曲位で手先具が完全には開かなかった。原因として考えられるのはどれか。

1. フックのゴムは弱い。
2. ケーブルハウジングが短かすぎる。
3. 残存肢の肩甲帯の筋力が低下している。
4. 前腕支持部のトリミングが不良である。
5. 切断肢の肩関節の回旋可動域に制限がある。

午後10 72歳の男性。Parkinson病でHoehn&Yahrの重症度分類ステージⅢ。60歳代前半に発症し、投薬治療で経過観察されていたが、小刻み歩行やすくみ足が出現し、1日複数回転倒するようになってきている。特に方向転換を必要とする箇所での転倒が多い。自宅の見取り図を示す。転倒防止のための対応で誤っているのはどれか。

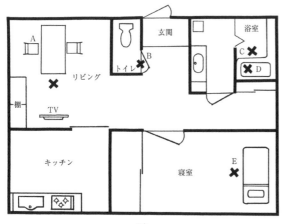

✖：転倒箇所

1. リビングでは椅子（A）を使用する。
2. トイレの扉（B）を引き戸に改修する。
3. 浴室の入口側の壁の洗い場と浴槽の間（C）に縦手すりを設置する。
4. 浴槽内（D）に台を設置する。
5. ベッドへのアプローチのために床（E）にテープで目印をつける。

午後11 25歳の男性。頸髄完全損傷、Zancolliの四肢麻痺上肢機能分類でC6A。ベッド・車椅子間の移乗動作の自立を目指して天井走行型リフトを使用した訓練を行うことになった。吊り具の写真を示す。選択する吊り具として正しいのはどれか。

1. ①
2. ②
3. ③
4. ④
5. ⑤

① 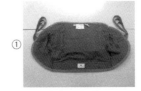 ②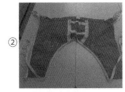

③ 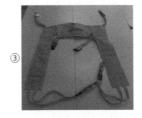 ④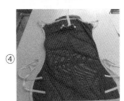

⑤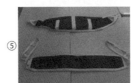

午後12 87歳の男性。脳血管障害の後遺症により週1回の訪問作業療法を行っている。訪問時、85歳の妻が「家で介護することがつらい。疲れた」と暗い顔でため息をついている。訪問作業療法士の対応で正しいのはどれか。

1. 妻に精神科の受診を勧める。
2. 近隣の入所施設の空き情報を伝える。
3. 患者へ妻に甘えすぎないように話す。
4. 訪問介護事業所に利用開始を依頼する。
5. ケアマネージャーに妻の状況を報告する。

午後13 46歳の男性。脳梗塞による右片麻痺。Brunnstrom法ステージは上肢Ⅴ、手指Ⅴ、下肢Ⅴ。発症後7か月が経過し、認知機能はMMSEが24点、軽度の注意障害を認めている。既に退院し、父母と同居している。発症前は内装業に従事していたが、同職での復職が困難であることから、就労移行支援による雇用を目指している。作業療法士が患者に実施する内容で正しいのはどれか。

1．就労準備は課題がなくなるまで続ける。
2．雇用されたら支援が終了となる。
3．実際の場面での職業評価を行う。
4．雇用条件通りの就業を目指す。
5．通勤は付き添いを前提とする。

午後14 24歳の女性。統合失調症。1年前に職場の対人関係のストレスから発症した。現在は休職し、外来通院をしている。嫌がらせをされているという被害妄想は薬物療法により消失したが、ちょっとした周りの表情やしぐさを見て「周りの人が私のことを言っているような気がする」という猜疑的な言動はみられている。そこで主治医の判断により、認知機能の改善を目的に週1回、外来作業療法を利用したプログラムに参加することになった。この患者の治療目的に合ったプログラムとして適切なのはどれか。

1．ACT〈assertive community treatment〉
2．Empowerment approach
3．IPS〈individual placement and support〉
4．SCIT〈social cognition and interaction training〉
5．WRAP〈wellness recovery action plan〉

午後15 26歳の女性。通勤途中に2人が亡くなる交通事故を目撃した。数日後から睡眠障害、集中力の低下、現実感の変化などの症状が生じ、また、交通事故の起きた場所を避け、事故の夢を繰り返しみるようになった。これらの症状は3週後には消退した。考えられるのはどれか。

1．解離性障害
2．強迫性障害
3．パニック障害
4．急性ストレス障害
5．PTSD〈外傷後ストレス障害〉

午後16 37歳の男性。日頃から職場での待遇に不満を感じており、たまたま入ったパチンコ店で大勝してから、パチンコを繰り返すようになった。負けを繰り返す中、妻に黙って娘の学資保険を解約するなどしてお金をつぎ込んでいた。その後も借金を繰り返すがやめられず、借金に気づいた妻から「このままだと離婚する」と言われ、妻の勧めで精神科を受診し、病的賭博（ギャンブル障害）の診断を受けた。この障害の特徴で正しいのはどれか。

1．生活のストレスはパチンコの衝動に影響しない。
2．アルコール・薬依存症を合併しやすい。
3．一般人口の1割に同様の問題がみられる。
4．女性では思春期に発症することが多い。
5．女性に多い。

午後17 34歳の女性。掃除と整理整頓が趣味というほど几帳面な性格である。職場での昇進によって仕事量が増え、そのため夜遅くまで残り、懸命にこなすように努力していた。しばらくして、抑うつ状態になり、早朝覚醒、体重減少などの身体症状も出現し、精神科を受診した。抑うつ気分は朝方に強く、夕方に軽くなる傾向が認められる。この患者でみられやすいのはどれか。

1．まわりくどく説明する。
2．他人からの依頼を断れない。
3．早朝から友人に電話をかける。
4．他人からの評価を気にしない。
5．不必要なものをいろいろと買い込む。

午後18 21歳の女性。衝動的に食器を割ったり、自身の手首を切ったりするなどの行為が続いたため精神科病院へ入院となった。夜になると両親に電話し、自分を見捨てるのではないかと脅迫的に責めたてた。また主治医を罵倒し、椅子を投げつけるなどの暴力を振るった後すぐに「先生はすばらしいお医者さんですからどうか治してください」と泣きながら懇願することもあった。この患者の作業療法を行う上で適切でないのはどれか。

1．患者の退行的な言動を受け入れる。
2．作業療法以外の治療状況を把握する。
3．作業療法士の中に生じてくる感情を自覚する。
4．行動化による自己破壊的な結果を患者に説明する。
5．患者、作業療法士の双方が守るべき規則を明確にする。

午後19 28歳の男性。統合失調症で6か月前に精神科病院に措置入院歴がある。その後退院し、自治体による退院後支援計画に基づいて外来でフォローされていたが、2か月前から抗精神病薬の服薬が不規則になり、幻聴の憎悪がみられた。自傷行為はなく、家族をはじめ周囲の人間に対して手をあげるようなことはないが「薬は飲むな」という幻聴に左右されてこの1週間は全く服薬しておらず、一昨日から一睡もできていない。両親が「担当医に相談しよう」と勧めてなんとか外来受診をさせたが、精神保健指定医から入院を勧められてもかたくなに拒否を続けている。この患者の現在の状態において適切な入院形態はどれか。

1．任意入院
2．応急入院
3．医療保護入院
4．緊急措置入院
5．医療観察法による入院

午後20 45歳の男性。統合失調症。外来治療を受けながら母親と2人で暮らしている。3年前までは仕事に就いていたが、職場での対人関係がうまくいかず症状が悪化し退職した。現在は精神症状は落ち着き、ADLは自立し生活リズムも整っている。一般就労を希望し、作業療法士に相談した。この時点で患者が利用する障害福祉サービスとして適切なのはどれか。

1．自立訓練
2．共同生活援助
3．就労移行支援
4．就労定着支援
5．就労継続支援B型

午後21 疾病の指標で、罹患期間が長くなると高くなるのはどれか。

1．死亡率
2．致命率
3．有病率
4．罹患率
5．累積罹患率

午後22 財布を何度も鞄から出し入れし、そわそわと落ち着かない行動がみられる。この行動のMaslowの欲求階層モデルにおける欲求段階はどれか。

1．安全欲求
2．承認欲求
3．認知欲求
4．生理的欲求
5．自己実現欲求

午後23 作業活動の分析で誤っているのはどれか。

1．必要とされる技能を示す。
2．使用する道具を示す。
3．作業耐久性を示す。
4．工程で分類する。
5．所要時間を示す。

午後24 骨折と損傷を受ける可能性がある筋との組合せで誤っているのはどれか。

1. 鎖骨骨折 ——————— 小胸筋
2. 橈骨遠位端骨折 ——— 方形回内筋
3. 上腕骨外科頸骨折 —— 棘上筋
4. 上腕骨骨幹部骨折 —— 烏口腕筋
5. 橈尺骨骨幹部骨折 —— 第2背側骨間筋

午後25 嚥下造影検査と比べて嚥下内視鏡検査が適してるのはどれか。

1. 誤嚥の評価
2. 嚥下反射の評価
3. 食道機能の評価
4. 声帯運動の評価
5. 咀嚼機能の評価

午後26 関節可動域測定の運動方向と参考可動域角度（日本整形外科学会、日本リハビリテーション医学会基準による）の組合せで正しいのはどれか。2つ選べ。

1. 肩水平伸展 ——— 30°
2. 肘屈曲 ————— 120°
3. 手背屈 ————— 50°
4. 股内転 ————— 30°
5. 足底屈 ————— 45°

午後27 評価の説明で正しいのはどれか。

1. FIMでは全介助の場合は0点である。
2. WeeFIMの対象年齢は5か月未満である。
3. Barthel Indexでは100点の場合は独居可能である。
4. 障害高齢者の日常生活自立度判定基準では全介助の場合はランクCである。
5. 老研式活動能力指標では日常生活動作に関する13項目を他者が観察して評価する。

午後28 ICFの環境因子で正しいのはどれか。

1. ライフスタイル
2. 介護保険制度
3. 教育歴
4. 生活感
5. 趣味

午後29 Brunnstrom法ステージの検査において、ステージと可能な随意運動の組合せで正しいのはどれか。

1. 上肢Ⅱ ——— 肘関節90°屈曲位で前腕を回内・回外ができる。
2. 上肢Ⅲ ——— 腕を側方水平位に拳上することができる。
3. 手指Ⅳ ——— 手指集団伸展が十分にでき、様々な握りができる。
4. 下肢Ⅴ ——— 立位で踵を床につけたまま足関節を背屈することができる。
5. 下肢Ⅵ ——— 立位で股関節伸展位での膝関節屈曲ができる。

午後30 小児の評価領域と検査の組合せで正しいのはどれか。2つ選べ。

1. 粗大運動 ————— GMFM
2. 視知覚機能 ——— Erhardt（エアハート）発達学的視覚評価
3. 感覚統合機能 —— Kohs立方体組合せテスト
4. 知的機能 ————— WISC－Ⅳ
5. 日常生活能力 —— 新S－M社会生活能力検査

午後31 糖尿病の三大合併症による症状はどれか。

1. う 歯
2. 血 尿
3. 昏 睡
4. 失 明
5. 吐 血

午後32 要因と症状の組合せで正しいのはどれか。2つ選べ。

1. 血液粘稠度低下 ——————— 静脈血栓
2. 循環血漿量低下 ——————— 起立性低血圧
3. 最大酸素摂取量増加 —— 運動耐容能の低下
4. 血清アルブミン値低下 — 褥 瘡
5. 骨への物理的応力増加 — 骨萎縮

午後33 ロコモティブシンドローム改善のためのス
　　　　クワットの方法で正しいのはどれか。
　1．閉眼して行う。
　2．閉脚して行う。
　3．手は体側につける。
　4．膝がつま先よりも前に出ないように曲げる。
　5．膝関節を曲げて殿部を床にできるだけ近づけ
　　　る。

午後34 ある道具の写真を示す。この道具を用い
　　　　て行う高次脳機能障害評価法はどれか。
　1．CBS
　2．MFT
　3．BADS
　4．STEF
　5．SLTA

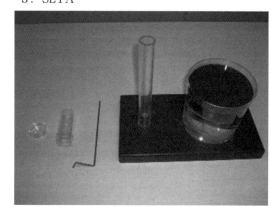

午後35 Guillain−Barré 症候群で正しいのはどれ
　　　　か。（採点除外）
　1．自律神経障害を伴わない。
　2．症状は上肢近位筋から始まる。
　3．上肢の症状は左右非対称である。
　4．先行感染数時間後に症状が現れる。
　5．我が国では脱髄型の方が軸索障害型よりも多
　　　い。

午後36 障害者総合支援法について、各市町村で
　　　　行う地域生活支援事業に含まれるのはどれ
　　　　か。
　1．介護給付
　2．訓練等給付
　3．自立支援医療
　4．補装具の給付
　5．日常生活用具の給付・貸与

午後37 悪性腫瘍の緩和ケア主体の時期のリハビ
　　　　リテーションで正しいのはどれか。
　1．呼吸困難の軽減は得られない。
　2．運動療法をすることで心理面が改善する。
　3．運動療法をすることで倦怠感は改善しない。
　4．疼痛緩和にマッサージは長期的効果がある。
　5．運動療法をすることで疼痛の改善は得られな
　　　い。

午後38 地域作業療法で適切なのはどれか。2つ
　　　　選べ。
　1．ハイリスクアプローチは地域への波及効果が
　　　高い。
　2．地域住民への健康教育はヘルスプロモーショ
　　　ンである。
　3．コンサルテーションモデルによる地域との関
　　　わりがある。
　4．MTDLP では「基本チェックリスト」に基づ
　　　き計画を立てる。
　5．ポピュレーションアプローチは個別的治療が
　　　必要な人を対象とする。

午後39 せん妄で正しいのはどれか。
　1．夜間には出現しない。
　2．環境変化で生じやすい。
　3．高度の意識混濁を伴う。
　4．記憶障害を伴うことはない。
　5．老年者より若年者に出現しやすい。

午後40 精神作用物質使用による精神障害につい
　　　　て正しいのはどれか。
　1．幻覚が必発する。
　2．アルコールは耐性を生じない。
　3．モルヒネは身体依存を生じる。
　4．医薬品によるものは含まない。
　5．急激な精神作用物質の摂取で離脱症状が生じ
　　　る。

午後41 向精神薬内服中の精神疾患患者に錐体外路症状、無月経、体重増加、起立性低血圧が同時にみられた。最も疑われる原因薬剤はどれか。
1. 抗酒薬
2. 抗うつ薬
3. 抗不安薬
4. 抗精神病薬
5. 抗てんかん薬

午後42 心因性偽発作が疑われる患者における発作症状の観察の際に重要でないのはどれか。
1. 咬舌
2. 流涙
3. 尿失禁
4. 四肢の外傷
5. チアノーゼ

午後43 Alzheimer型認知症の進行度をADL障害の程度から評価するのはどれか。
1. Behave – AD
2. DASC – 21
3. MoCA – J
4. FAST
5. MMSE

午後44 作業療法の面接における直面化の説明で正しいのはどれか。
1. 話の中で疑問に思ったことを尋ねて会話を促進する。
2. 話の中に含まれる無意識的な意味を指摘する。
3. 話の矛盾点を指摘して問題点を明らかにする。
4. 話から感じられる情緒的な面を言葉で返す。
5. 話の不明確な点を尋ねて明らかにする。

午後45 うつ病の治療で正しいのはどれか。
1. 電気けいれん療法は自殺の危険度が低いときに行う治療である。
2. 回復を早めるため、気晴らしに旅行に出かけることを積極的に促す。
3. 抗うつ薬使用開始後、数日経っても効果が出なければ速やかに薬剤を変更する。
4. 患者の負担を減らすため、人生における重大な決定は速やかに行うよう指導する。
5. 自殺予防のため、希死念慮の確認は急性期だけでなく回復期にも行う必要がある。

午後46 心理的な外傷体験後の早期介入法として適切なのはどれか。
1. デブリーフィング
2. 心理的応急処置
3. 集団精神療法
4. 生活技能訓練
5. 精神分析療法

午後47 強迫性障害の患者に対する作業療法で適切なのはどれか。
1. 自由度の高い作業を提供する。
2. 正確さを必要とする作業を提供する。
3. 強迫行為が始まれば作業を中止させる。
4. 強迫行為の原因についての洞察を促す。
5. 作業工程の確認は作業療法士が本人に代わって行う。

午後48 広汎性発達障害の説明で正しいのはどれか。
1. 女児に多い。
2. 育児方法が発症に影響する。
3. 障害は成人期までには消失する。
4. 社会的コミュニケーションの障害はない。
5. 小児期崩壊性障害は正常な発達の後に出現する。

午後49 Alzheimer 型認知症で正しいのはどれか。
1．まだら認知症の特徴を示す。
2．症状の経過は階段状の憎悪を示す。
3．認知症症状は老人斑の形成より遅れて出現する。
4．神経原線維変化はタウ蛋白の細胞外沈着により起こる。
5．現在では認知症治療薬を使用することで根本的治療も望める。

午後50 統合失調症の家族心理教育において適切なのはどれか。2つ選べ。
1．家族を精神疾患の原因ととらえる。
2．精神分析理論に基づいて行われる。
3．家族の対処能力が向上することを目指す。
4．再発防止効果についての科学的根拠がある。
5．EE〈expressed emotion〉を高める指導を行う。

●●●●●第 56 回 問題●●●●●

午前1　関節可動域測定法（日本整形外科学会、日本リハビリテーション医学会基準による）で正しいのはどれか。2つ選べ。

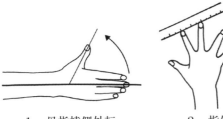

1．母指橈側外転

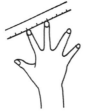

2．指外転

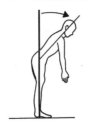

3．胸腰部屈曲

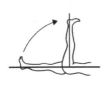

4．股関節屈曲

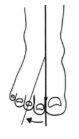

5．足部外転

――――：基本軸
―――：移動軸

午前2　筋萎縮性側索硬化症の機能的予後を示しているのはどれか。縦軸は機能、横軸は時間を示す。

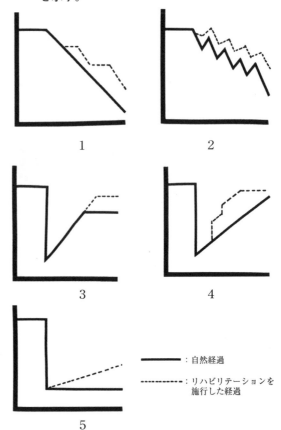

1　　　　　2

3　　　　　4

5

――――：自然経過

--------：リハビリテーションを
　　　　　施行した経過

午前3　25歳の男性。頸髄完全損傷。手指屈曲拘縮以外の関節可動域制限はない。書字の際のボールペンを把持した場面を示す。片手では困難で、両手でボールペンを保持する動作が観察された。このような動作を行う頸髄損傷患者のZancolliの四肢麻痺上肢機能分類の最上位レベルはどれか。

1．C5A
2．C6A
3．C6B3
4．C7A
5．C8B

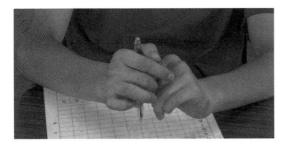

午前4　7歳の男児。Duchenne型筋ジストロフィーの患者で、下肢筋力が低下し、椅子からの立上がり、階段昇降ができない。手すりを利用し、5mほど歩行可能である。厚生省筋萎縮症研究班の機能障害度分類のステージはどれか。

1．ステージⅡ
2．ステージⅢ
3．ステージⅣ
4．ステージⅤ
5．ステージⅥ

午前5　75歳の男性。糖尿病でインスリン療法中。胸部不快感で受診した。半年前と今回の心電図を示す。今回発症したと考えられる病態はどれか。

1．狭心症
2．心筋梗塞
3．心房細動
4．房室ブロック
5．心室性期外収縮

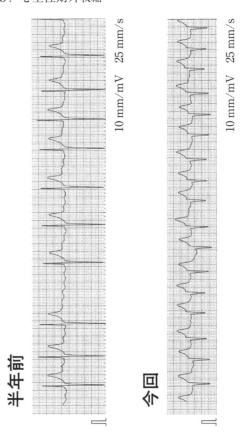

半年前　10 mm/mV　25 mm/s

今回　10 mm/mV　25 mm/s

午前6　80歳女性。77歳頃から物忘れが目立ち始め、今では歩行時のつまずきやすさ、書字の震えがある。日によって程度は異なるものの、自宅のテレビや窓、棚のガラス戸など、光沢のあるところに知らない人が映って見えるようになった。「テレビに知らない人の顔が見える」「変なおじさんが裸でいる」などと家族に訴え、ガラス戸に向かって怒鳴る様子もみられた。家族と物忘れ外来を受診した。PETでは頭頂葉から後頭葉の一部に糖代謝の低下が認められた。作業療法士から家族へのアドバイスとして適切なのはどれか。

1．部屋を薄暗くする。
2．テレビの音を大きくする。
3．移動の際には車椅子を使用させる。
4．興奮したときはきっぱりと幻覚であることを伝える。
5．見えている内容を否定しないで気持ちを受け止める。

午前7　66歳の女性。左変形性股関節症。後方アプローチによる人工股関節全置換術を受けた。全荷重で術後リハビリテーション中である。退院後の生活指導として正しいのはどれか。

1．和式トイレを使用する。
2．椅子に座る際には足を組む。
3．椅子は通常よりも低いものを選ぶ。
4．床のものを拾うときに非術側を前に出す。
5．端座位で靴にかかとを入れるときは外側から手を伸ばす。

午前8　65歳の男性。右利き。左中大脳動脈領域の脳梗塞による右片麻痺。Brunnstrom法ステージは上肢、手指および下肢ともにⅢ。この時の椅子座位での右上肢訓練プログラムとして正しいのはどれか。（採点除外）

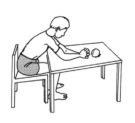
1．組んだ両手でテーブル上のボールを前方に転がす。

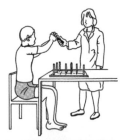
2．組んだ両手を挙上してペグを把持する。

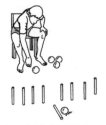
3．上肢を下垂して手部で床上のボールを転がす。

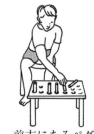
4．前方にあるペグを把持して抜く。

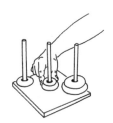
5．机上にある輪をつまみあげる。

午前9　アテトーゼ型脳性麻痺児の食事の様子を図に示す。スプーンを口に近づけると図のような姿勢になってしまう。この児に出現している原始反射はどれか。

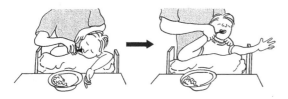

1. 探索反射
2. Galant 反射
3. 交差伸展反射
4. 手の把握反射
5. 対称性緊張性頸反射

午前10　32歳の女性。右利き。診断名は右乳がん（ステージⅡ）。右乳房切除術と腋窩リンパ節郭清術施行目的で入院となった。夫と2歳の子どもとの3人暮らし。職業は保育士。術前の右上肢機能は良好であり、セルフケアや家事動作は自立していた。術後作業療法について正しいのはどれか。

1. 日光浴を勧める。
2. 術側の上肢は固定する。
3. 事務職への転職を勧める。
4. 重量物を持たないように指導する。
5. 3か月間物干し動作は行わないよう指導する。

午前11　80歳の女性。2年前に夫と死別し、平屋の持ち家に1人暮らし。3か月前に屋内で転倒し、右大腿骨頸部骨折で入院した。人工骨頭置換術後の ADL は杖歩行で、入浴のみ見守りでその他は自立し自宅退院となった。退院時の HDS-R は28点であった。要支援1と認定され、通所リハビリテーションを利用するにあたり、担当作業療法士が自宅で訪問することとなった。初回訪問時の対応で正しいのはどれか。

1. 住宅改修を提案する。
2. 年金受領額を聴取する。
3. 訪問作業療法を勧める。
4. 夫の死亡理由を聴取する。
5. 生活の困りごとを聴取する。

午前12　78歳の女性。布団を持ち上げようとした際、背部から腹部への強い帯状痛を生じ、寝返りも困難となったため入院となった。入院時のエックス線写真と MRI T2強調像を示す。この患者の病態で適切なのはどれか。2つ選べ。

1. 骨粗鬆症
2. 脊椎分離症
3. 脊柱管狭窄症
4. 椎間板ヘルニア
5. 脊椎椎体圧迫骨折

A

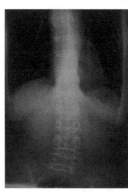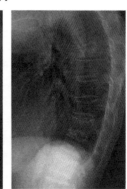

B

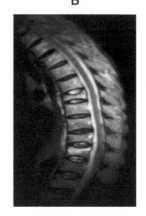

午前13　76歳の女性。物忘れのために日常生活で失敗が目立った。最近、夫の浮気を疑うようになり、顔を合わせると興奮し物を投げるなどの行為がみられる。息子が誤りであることをいくら説明しても納得しない。この患者の精神症状を評価する尺度として適切なのはどれか。

1. HRS-D
2. NPI
3. POMS
4. SANS
5. SDS

午前14　50歳の男性。アルコール依存症。大学を卒業後、就職したころから飲酒が始まる。転勤で一人暮らしになってから飲酒量が増加し、仕事もやめ昼夜問わずに飲み続けるようになった。その後、精神科病院を受診し入退院を繰り返す。主治医には「酒はもうやめます」と言いながらも退院後に再飲酒していた。作業療法士には「酒をやめたいのは本当だが、退院しても仕事が見つからないのでつい飲んでしまう。何とかしてほしい」と話す。この患者の心理状態として最も適切なのはどれか。

1. 否認
2. 共依存
3. 両価性
4. 自己中心
5. 刹那主義

午前15　17歳の男子。子供の頃から内向的な性格だが、乳幼児健診等で異常を指摘されたことはない。高校1年時から周囲の物音に敏感となり、「学校で同級生に嫌がらせをされる」と不登校になった。自宅では「向かいの家の住人が自分の行動に合わせて悪口を言う」、家族と外出した街中では「自分の考えたことが知れわたっている」と言うようになり、精神科を受診し、通院治療で状態がある程度改善した後に外来作業療法が導入された。この患者でみられやすい症状はどれか。

1. 意識変容
2. 観念奔逸
3. 強迫観念
4. 思考制止
5. 連合弛緩

午前16　19歳の女性。大学1年生。小学生の時より、水泳に秀でていて競技大会では常に優勝を競うほどであった。しかし、高校時代にスランプに陥り当時身長160cm、体重58kgであったが体重を落とせば記録が伸びると思い込み、ダイエットをしているうちに無月経になり、気づくと体重32kgになっていた。心配した母親が本人を説得し病院の精神科外来を受診したところ低栄養で危機的状況にあると医師が判断し精神科病棟への入院を勧めたが、病識のない本人は納得せず、母親の同意による医療保護入院となった。その後作業療法に参加するようになり、1週間が経過した患者に対する作業療法士の関わりで適切なのはどれか。

1. 集団作業療法を勧める。
2. 食事の摂取を積極的に促す。
3. 現在取り組めていることを認める。
4. 高校時代のスランプについて深く聞く。
5. 食べ物を隠れて捨てるのを見つけたら叱る。

午前17　65歳の女性。約1年前から抑うつ気分、意欲低下、判断力低下、不眠、食思不振などがあり、約9か月前に精神科外来を初めて受診した。希死念慮や貧困妄想も加わり、約8か月前に医療保護入院となっている。抗うつ剤投与により不眠、食思不振はある程度改善されたが、悲観的な思考内容は遷延化した。促してかろうじて病棟外への散歩に応じるようになり、数か月が経過したところで、主治医から作業療法の依頼があった。この時点での作業療法として適切でないのはどれか。

1. 本人の自己決定を見守る。
2. 個別のかかわりから開始する。
3. 1回の活動時間は短く設定する。
4. 長時間をかけて完成する課題を採用する。
5. なじみのある課題より初めての課題を採用する。

午前18 45歳の女性。20歳前後から、心理的負荷がかかるとリストカットを行うようになり縫合を必要とすることが多かった。また、自分の思い通りにいかないと易怒的となり、周囲に暴言を吐くこともあった。25歳時に精神科を初めて受診し、以後、過量服薬時に数回の入院歴があるが、現在は調理の仕事に就いて3年目となる。最近、職場の人間関係で正論を吐きすぎて孤立し、結果として焦燥感が強まり、主治医の勧めで仕事のシフトのない平日の日中に外来作業療法を開始することになった。この時点での作業療法士の関わりとして最も適切なのはどれか。

1. 転職を勧める。
2. 主治医に入院処遇を依頼する。
3. チームでの統一した対応をこころがける。
4. 行動化に対しては心的距離を縮めて対応する。
5. 本人の希望に応じて日々臨機応変に対応する。

午前19 22歳の男性。職場でケアレスミスがあまりにも多いため、産業医の勧めで精神科を受診した。母親の話によると、幼少時から落ち着きがなく、小学校の担任から「人の話を聞いていない」、「順番を守れない」、「隣の子にちょっかいを出す」などと注意されたことがあり、大学でも提出物の締め切りを守れないなどといった問題から成績は悪かった。この患者に薬物療法を行う場合、最も適切と思われる向精神薬はどれか。

1. 気分安定薬
2. 抗うつ薬
3. 抗精神病薬
4. 抗不安薬
5. 精神刺激薬

午前20 45歳の男性。統合失調症。25年間の入院の後、退院してグループホームに入居することになった。作業療法士は患者の強みとしての性格、才能、希望、環境について、日常生活、経済的事項、仕事などの項目に分けて本人と一緒に確認の上文章化し、患者の言葉を用いて退院後の目標を立てた。本アセスメントの根拠となるモデルはどれか。

1. ICFモデル
2. 作業適応モデル
3. 人間作業モデル
4. ストレングスモデル
5. CMOP〈Canadian Model of Occupational Performance〉

午前21 作業療法に関する歴史について正しいのはどれか。
1. 呉秀三は認知行動療法を実践した。
2. A. Meyer は感覚統合療法を提唱した。
3. 加藤普佐次郎は結核患者の作業療法に貢献した。
4. 高木憲次は肢体不自由児の療育を体系化させた。
5. W. Dunton は精神力動的作業療法理論を提唱した。

午前22 主な感染経路と感染症の組合せで正しいのはどれか。
1. 空気感染 ———— 流行性角結膜炎
2. 空気感染 ———— 風 疹
3. 接触感染 ———— 結 核
4. 飛沫感染 ———— 流行性耳下腺炎
5. 飛沫感染 ———— 疥 癬

午前23 介護予防とその説明の組合せで正しいのはどれか。
1. 一次予防 ———— 活動性を維持させる。
2. 二次予防 ———— 身体機能を改善させる。
3. 二次予防 ———— 要介護状態を改善させる。
4. 三次予防 ———— 生活習慣を改善させる。
5. 三次予防 ———— 要介護状態になるのを遅らせる。

午前 24　作業分析の観察による評価について最も適切なのはどれか。
1．観察者の主観により行う。
2．観察者の経験により左右される。
3．事前に認知機能評価を行う。
4．職業関連活動は模擬動作で評価する。
5．患者の病気に対する認識が評価できる。

午前 25　発症後 2 時間の脳梗塞病巣を確認するために最も適切なのはどれか。
1．CT 像
2．MRI 水強調像
3．MRI 拡散強調像
4．MRI 脂肪抑制像
5．MRI3DT1 強調像

午前 26　反復唾液嚥下テストのカットオフ値は 30 秒間に何回か。
1．1 回
2．3 回
3．5 回
4．7 回
5．9 回

午前 27　高次脳機能障害の評価として用いられる神経心理学的検査において、動作性検査（絵画完成、符号、積木模様、行列推理、絵画配列、記号探し、組み合わせ）と言語性検査（単語、類似、算数、数唱、知識、理解、語音整列）の 14 項目で構成される検査はどれか。
1．BADS
2．MMSE
3．SLTA
4．WMS－Ⅲ
5．WAIS－Ⅲ

午前 28　手関節を保持する装具の中で静的装具はどれか。2 つ選べ。
1．長対立装具
2．RIC 型把持装具
3．カックアップ装具
4．Thomas 型懸垂装具
5．Oppenheimer 型装具

午前 29　疾患と自助具の組合せで正しいのはどれか。
1．アテトーゼ型脳性麻痺 ── ソックスエイド
2．関節リウマチ ─────── キーボードカバー
3．頸髄損傷 ─────────── マウススティック
4．脊髄小脳変性症 ────── リーチャー
5．Parkinson 病 ─────── 万能カフ

午前 30　二分脊椎の Sharrard の分類で股関節屈曲・内転運動が正常で外転が作用し始め、短下肢装具を用いて杖歩行が可能となるのはどれか。
1．Ⅱ群
2．Ⅲ群
3．Ⅳ群
4．Ⅴ群
5．Ⅵ群

午前 31　うっ血性心不全の急性憎悪時にみられるのはどれか。2 つ選べ。
1．浮　腫
2．四肢冷感
3．体重減少
4．頸静脈圧低下
5．高ナトリウム血症

午前 32　記憶障害を認める患者への対応として正しいのはどれか。
1．記憶する内容は、その意味を考え、声に出し印象づけて記憶させる。
2．バランストレーニングなどの運動は疲労を伴うため活用しない。
3．記憶する内容は、絵などの視覚的イメージは用いず記憶させる。
4．備忘録は、多くの情報を取り扱うため活用しない。
5．何度も失敗を経験させながら、記憶の修正を促す。

午前33　車椅子自走が移動手段である患者の外出について適切なのはどれか。

1．バスは利用しない。
2．電車の乗降は自力で行う。
3．歩道よりも車道を通行する。
4．ティルト式普通型車椅子を使用する。
5．事前に多目的トイレの場所を確認する。

午前34　痙縮治療について適切なのはどれか。

1．内服治療は行わない。
2．温熱療法は禁忌である。
3．経皮的電気刺激を行う。
4．ボツリヌス毒素療法は上肢には有効ではない。
5．下肢筋力増強訓練は痙縮を憎悪させるので避ける。

午前35　頸髄損傷者の自律神経過反射への対応として正しいのはどれか。

1．導　尿
2．下肢拳上
3．腹帯装着
4．大腿部叩打
5．鎮痛剤内服

午前36　腕神経叢損傷について正しいのはどれか。

1．上腕骨骨頭の下方偏位が出現する。
2．分娩麻痺は腕神経叢損傷ではない。
3．上位型は前腕の回外が可能である。
4．下位型の麻痺では手指の運動障害はない。
5．近位引き抜き損傷では交感神経機能障害がある。

午前37　障害者の日常生活及び社会生活を総合的に支援するための法律〈障害者総合支援法〉における補装具費支給制度で18歳未満のみが対象となるはどれか。

1．座位保持椅子
2．側弯矯正装具
3．電動車椅子（リクライニング・ティルト式普通型）
4．歩行器（六輪型）
5．ロフストランドクラッチ

午前38　疾患または症候と異常歩行の組合せで正しいのはどれか。

1．運動失調 —————— 酩酊歩行
2．フレイル —————— すくみ足歩行
3．Parkinson 病 ————— はさみ脚歩行
4．脳卒中片麻痺 ———— 踵足歩行
5．総腓骨神経麻痺 ——— 分回し歩行

午前39　エビデンスレベルが最も高いのはどれか。

1．症例報告
2．コホート研究
3．症例対照研究
4．ランダム化比較試験
5．非ランダム化比較試験

午前40　ワーキング・メモリを測定する検査が含まれているのはどれか。

1．BACS〈The Brief Assessment of Cognition in Schizophrenia〉
2．LASMI〈Life Assessment Scale for the Mentally Ill〉
3．SCSQ〈Social Cognition Screening Questionnaire〉
4．SMSF〈Inventory Scale Mood and Sense of Fatigue〉
5．WHO-DAS2.0〈WHO disability assessment schedule 2.0〉

午前41　統合失調症の急性期において、治療効果をみるのに最も適切なのはどれか。

1．GHQ〈General Health Questionnaire〉
2．LSP〈Life Skills Profile〉
3．PANSS〈Positive and Negative Syndrome Scale〉
4．QLS〈Quality of Life Scale〉
5．SFS〈Social Functioning Scale〉

午前42 うつ病患者に行った訓練を表に示す。あてはまる訓練法どれか。

状況	職場の同僚に仕事を頼まれたが、他の仕事もあったので断った。
気分 （強さ： 0〜100）	不安80%、情けない90%、ゆううつ70%
自動思考 （強さ： 0〜100）	・嫌われたかもしれない ・仕事をこなせない自分は落ちこぼれだ
根拠	・他の頼まれた人はすぐに引き受けていた ・みんな仕事をかけもちでこなしている
反証	・全ての仕事ができないわけではない ・頼まれて引き受けている仕事もある
適応的 思考	・みんな今忙しいわけではない ・自分の状況を同僚もわかってくれている
今の気分 （強さ： 0〜100）	不安40%、情けない30%、ゆううつ30% ・少し気持ちが楽になった。 ・思いつめ過ぎたと感じる。 ・前を向いていきたい。

1．コラム法
2．自己教示法
3．行動活性化法
4．ポジティブ日誌
5．アサーショントレーニング

午前43 広汎性発達障害（自閉スペクトラム症）について正しいのはどれか。
1．聴覚過敏は稀である。
2．クレーン現象がみられる。
3．注意欠如・多動性障害は合併しない。
4．視覚情報より聴覚情報への注目の方が優位である。
5．4〜5歳で「サリーとアン課題」ができるようになることが多い。

午前44 アルコール依存症の作業療法を行うにあたって、適切でないのはどれか。
1．酒害教育を並行して行う。
2．退薬症候群が遷延しているか把握する。
3．家族が健康になるように支援する視点をもつ。
4．本人の飲酒問題の否認について初期から積極的に介入する。
5．回復初期には過剰な言動に振り回されない対応が必要である。

午前45 境界性パーソナリティ障害患者の作業療法について正しいのはどれか。
1．退行を許容する。
2．逸脱行動は静観する。
3．自力で達成できるような作業を行わせる。
4．作業より面談などの言語的な関わりを中心とする。
5．取り決め事項の変更について患者の要求のまま応じる。

午前46 注意欠如・多動性障害について正しいのはどれか。
1．女性に多い。
2．低出生体重児の多くで発症する。
3．感情における衝動性の高さは改善しやすい。
4．約9割の患者は成人期早期までに寛解する。
5．青年期以降は運動性多動の症状は目立たなくなる。

午前47 入院患者のせん妄発症を予防するための取り組として適切なのはどれか。2つ選べ。
1．処方内容を確認する。
2．家族との面会は謝絶する。
3．病室移動の頻度を増やす。
4．多職種で関わるのを避ける。
5．本人が見える位置に時計を置く。

午前48 ACT〈Assertive Community Treatment〉の特徴として正しいのはどれか。
1．日中に限定した支援を行う。
2．医療機関内でのみ援助を行う。
3．利用者の入院治療を推奨する。
4．精神障害が軽度な患者が対象である。
5．チームでのケアマネジメントを行う。

午前49 特別支援教育について正しいのはどれか。
1．軽度知的障害は対象とならない。
2．特別支援学級は10名以上で編成する。
3．一人一人の障害レベルによらず標準的な指導を行う。
4．注意欠如・多動性障害は通級による指導の対象である。
5．広汎性発達障害（自閉スペクトラム症）は知的障害を伴う場合のみ対象となる。

午前50　就労定着支援事業について正しいのはどれか。

1．利用期間は1年である。
2．他の職場への斡旋を行う。
3．目的は職業上の適正を確認することである。
4．一般就労を6か月継続している者が対象である。
5．日常生活や社会生活上の相談・指導は行わない。

午後1　椅子座位でテーブル上にあるコップにゆっくりと手を伸ばしてつかむ作業の図を示す。この時の肩関節と肘関節の運動に関与が推定される筋と収縮様式との組合せで正しいのはどれか。

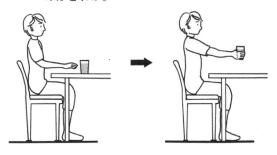

1．三角筋前部線維　――――　求心性収縮
2．三角筋後部線維　――――　求心性収縮
3．上腕二頭筋　――――――　求心性収縮
4．上腕三頭筋　――――――　遠心性収縮
5．腕橈骨筋　―――――――　求心性収縮

午後2　60歳の男性。COPDが進行し在宅酸素療法が導入された。酸素流量は労作時2L/分である。入浴動作の指導で正しいのはどれか。

1．洗髪を片手で行う。
2．動作を素早く行う。
3．浴槽に肩まで浸かる。
4．洗い場の椅子の座面を低くする。
5．入浴中は経鼻カニューレを外す。

午後3　Danielsらの徒手筋力テストで、段階2の測定肢位で正しいのはどれか。2つ選べ。ただし、関節可動域には異常がないものとする。

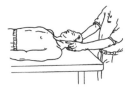
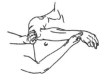

1．頸部屈曲　　　　　2．肘関節伸展

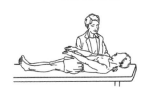

3．股関節屈曲、外転および　4．体幹屈曲
　膝関節屈曲位での股関節外旋

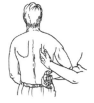

5．肩甲骨の内転と下方回旋

午後4　身体図のような感覚障害を呈する場合に考えられる脊髄の障害部位はどれか。

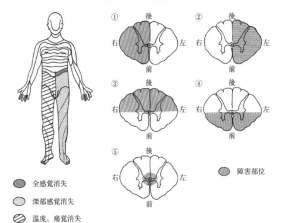

全感覚消失
深部感覚消失
温度、痛覚消失

1．①
2．②
3．③
4．④
5．⑤

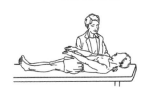

午後5　32歳の男性。左利き。交通事故により右上腕切断となった。断端長は 10.0 cm で、残存肢の上腕長は 25.0 cm であった。能動義手製作のために選択する肘継手として最も適切なのはどれか。

1．軟性たわみ式継手
2．倍動肘ヒンジ継手
3．能動単軸肘ヒンジ継手
4．遊動単軸肘ヒンジ継手
5．能動単軸肘ブロック継手

午後6　痙直型四肢麻痺を呈する脳性麻痺児の姿勢保持の発達順で正しいのはどれか。

A

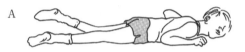

B

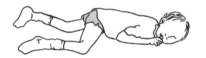

C

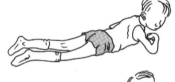

D

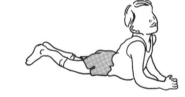

E

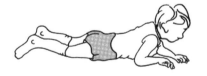

1．A － B － C － E － D
2．A － B － E － C － D
3．B － A － C － E － D
4．B － A － E － C － D
5．B － A － E － D － C

午後7　58歳の女性。関節リウマチ。Steinbrocker の stage Ⅱ、class 2。この患者の日常生活活動を示す。正しいのはどれか。

1．①
2．②
3．③
4．④
5．⑤

①瓶の蓋を閉めている　　②椀を保持している

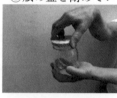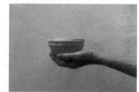

③雑巾を絞っている　　④はさみを開閉している

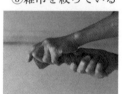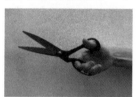

⑤ポットを持っている

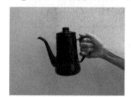

午後8 72歳の女性。転倒し、左手をついた。左手関節部に疼痛と腫脹が生じ、近くの病院を受診し徒手整復後ギプス固定を受けた。骨癒合後の画像を示す。手関節尺屈により尺骨頭部の疼痛とクリック音がする。手指の機能障害はない。生じている合併症で考えられるのはどれか。

1．反射性交感神経性ジストロフィー
2．尺骨突き上げ症候群
3．長母指伸筋腱断裂
4．正中神経損傷
5．月状骨脱臼

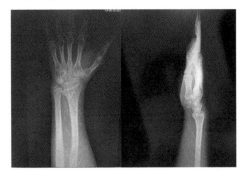

午後9 58歳の男性。脊髄小脳変性症。脊髄小脳変性症の重症度分類（厚生省、1992）の下肢機能障害Ⅲ度、上肢機能障害Ⅱ度である。脱衣所と洗い場の段差はなく、浴槽は据え置き式で、高さは50 cmであった。住環境整備について誤っているのはどれか。

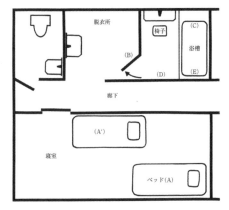

1．ベッド（A）を（A'）に移動する。
2．開き戸（B）を外開きから内開きに変更する。
3．浴槽内の（C）の位置に浴槽台を設置する。
4．洗い場の壁（D）に横手すりを設置する。
5．浴槽の（E）の位置にバスボードを設置する。

午後10 39歳の女性。多発性硬化症。発症から4年が経過。寛解と再燃を繰り返している。MMTは両側の上肢・下肢共に4。軽度の両側視神経炎を伴い、疲労の訴えが多い。この患者に対する作業療法で適切なのはどれか。

1．陶芸で菊練りを行う。
2．木工作業で椅子を作る。
3．ビーズ細工でピアスを作る。
4．卓上編み機でマフラーを編む。
5．細かいタイルモザイクのコースターを作る。

午後11 71歳の女性。独居。臥床傾向となり、訪問作業療法が依頼された。畳の上に布団を敷いて就寝しており、床からの立ち上がりは台につかまり実施していた。セルフケアが時間がかかるが実施可能である。家事は簡単な炊事を行い、洗濯を時々行う程度であった。生活機能の拡大に向けて、作業療法士が行う指導で最も優先されるべきものはどれか。

1．ベッドを導入させる。
2．運動習慣を確立させる。
3．食料品の買い出しを促す。
4．家事動作を積極的に実施させる。
5．地域活動への参加を促進させる。

午後12 図に示す自助具のうち第二のてこを利用しているのはどれか。

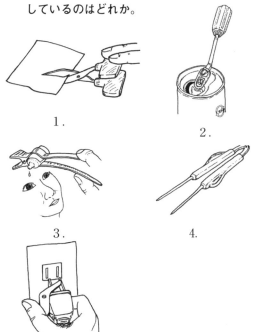

午後13　58歳の男性。両手の母指と示指で紙をつまみ、左右に引っ張ったときの写真を示す。考えられる末梢神経障害はどれか。

1．右 Guyon 管症候群
2．右後骨間神経麻痺
3．左前骨間神経麻痺
4．右手根管症候群
5．左肘部管症候群

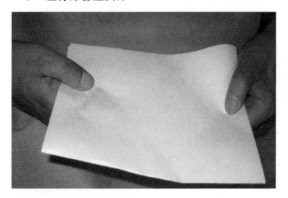

午後14　20歳の女性。高校卒業後、コンビニエンスストアの仕事についた。2年が経過した頃、人手不足もあり業務に追われる状態が続いた。次第に集中困難、頭が回らない感覚、不眠、動悸や呼吸困難感が現れ始め、休職するに至った。約1か月の自宅療養で呼吸困難感は軽減したが、頭痛、めまいによる歩行のふらつき、不眠が出現し、たえず漠然とした不安に襲われ外に出られなくなった。その様子を心配した家族が本人を連れて精神科を受診し、外来作業療法が導入された。導入時の作業療法で最も適切なのはどれか。

1．全身のストレッチ
2．高負荷の歩行訓練
3．ワークサンプル法による職業訓練
4．遂行機能に対する認知リハビリテーション
5．社会生活技能訓練〈SST〉による接客場面のロールプレイ

午後15　18歳の男子。幼少時から一人遊びが多かった。運動や言語の発達に目立った問題はないが、視線が合わないことが多い。急な予定変更や大きな音でパニックになることがあった。中学校や高校では場の空気が読めないことでいじめられた経験があり、現在は自室に引きこもり、ほとんどの時間をインターネットに接続したパソコンでアニメやゲームなどに興じている。心配した親が相談機関を訪れ、作業療法士が対応した。この男子の特徴としてみられやすいのはどれか。

1．手先が器用である。
2．特定の物事にこだわる。
3．特定の領域の学習が苦手である。
4．特定の場面で発語が困難になる。
5．意思を伝える際に身振りを多用する。

午後16　55歳の男性。営業部の部長に就いていたが、物や人の名前や地名が出てこないことを自覚し、その後は部下を同伴して仕事を継続していた。好きな日曜大工で使用していた工具を目の前にしてもそれを呼称できなくなり妻同伴で物忘れ外来を受診した。WAIS - Ⅲでは言語性 IQ が 79、動作性 IQ は 131、全検査 IQ は 103 であった。その後も徐々に言いたいことが言葉にならず、仕事で著しく疲弊するようになり退職した。徐々に誰に対してもなれなれしくなり、節度を失うような人格変化も認められるようになった。この患者の受診当初の MRI 画像で予想される脳の萎縮部位はどこか。

1．側頭葉内側部
2．前頭葉眼窩面
3．頭頂連合野
4．側頭葉前部
5．後頭葉

午後17 50歳の男性。妻と二人暮らし。1年前に支店長に昇進してから仕事量が増え、持ち前の几帳面さと責任感から人一倍多くの仕事をこなしていた。半年前に本社から計画通りの業績が出ていないことを指摘され、それ以来仕事が頭から離れなくなり、休日も出勤して仕事をしていた。2か月前から気分が沈んで夜も眠れなくなり、1か月前からは仕事の能率は極端に低下し、部下たちへの指揮も滞りがちとなった。ある朝、「自分のせいで会社が潰れる、会社を辞めたい、もう死んで楽になりたい」と繰り返しつぶやいて布団にうずくまっていた。心配した妻が本人を連れて精神科病院を受診し、同日入院となった。入院後1週間が経過した時に気分を聞くと、返答までに長い時間がかかり、小さな声で「そうですねえ」と答えるのみであった。作業療法士の対応として適切なのはどれか。

1. 退職を勧める。
2. 気晴らしを勧める。
3. 十分な休息を勧める。
4. 自信回復のために激励する。
5. 集団認知行動療法を導入する。

午後18 23歳の男性。中学生の頃から対人緊張が強く、人前での食事で発汗や赤面、緊張が強まることがあった。大学進学後も実習の発表時に緊張が強く、動悸や発汗を苦にしていた。卒業後に作業療法士として働いていたが、通勤中のバスに停留所から同僚が数人乗り込んでくると、動悸、振戦、発汗が生じるようになった。車内に知り合いがいなければ不安や自律神経症状を生じることはない。考えられるのはどれか。

1. 解離性障害
2. 強迫性障害
3. パニック障害
4. 社交（社会）不安障害
5. PTSD〈外傷後ストレス障害〉

午後19 8歳の男児。幼少期より落ち着きがなくじっとしていられず、家族で外出した際にはよく迷子になり、両親も養育に困難を感じていた。小学校に入学してからは、授業中に勝手に席を立って歩き出したり、順番を守ることも難しく、日常的に忘れ物や落とし物も多く、うっかりミスをして教師に注意されるが、その後も同じミスを繰り返していた。授業中は周囲の雑音に注意を削がれて勉強に集中できず、最近では学業不振が目立ち始めたため放課後等デイサービスで作業療法士が対応するとになった。作業療法士の対応として適切でないのはどれか。

1. 感覚統合療法を実施する。
2. ペアレントトレーニングを実施する。
3. 社会生活技能訓練〈SST〉を実施する。
4. 学校を訪問して授業の様子を観察する。
5. 担当教員に本人の行動修正をより促すよう依頼する。

午後20 32歳の男性。統合失調症。これまで院内の外来作業療法に参加していたが、友人の就労を契機に本人も就労希望を口にするようになった。担当の作業療法士が院内のカンファレンスで、この患者の就労移行支援事業所利用を提案するにあたって最も重要なのはどれか。

1. 罹病期間
2. 幻聴の頻度
3. 病識の程度
4. 就労への意欲
5. 統合失調症の病型

午後21 感染症のスクリーニング検査の特異度で正しいのはどれか。

1. 感染していない人で検査陽性と判定される割合
2. 感染していない人で検査陰性と判定される割合
3. 感染している人で検査陰性と判定される割合
4. 検査が陰性で感染していない人の割合
5. 検査が陽性で感染している人の割合

午後22 橈骨遠位端骨折におけるリハビリテーション治療について正しいのはどれか。
1．ギプス除去後から開始する。
2．就寝時には高挙するように指導する。
3．骨癒合後早期にスポーツに復帰させる。
4．変形治癒は機能回復に影響を及ぼさない。
5．加齢は機能回復を遅らせる要因とはならない。

午後23 CMOP〈Canadian Model of Occupational Performance〉で誤っているのはどれか。
1．人を身体面と認知面の2側面で捉える。
2．COPMを実践するときに必要な基本的な考え方である。
3．個人と作業と環境が相互に関わりあった結果を説明できる。
4．作業ニーズを満たすという作業療法の方向性を示している。
5．環境の要素には物理的、制度的、社会的、文化的に関する要素が含まれる。

午後24 深部静脈血栓予防について誤っているのはどれか。
1．水分補給
2．離床の促進
3．足関節の自動運動
4．長時間の座位保持
5．弾性ストッキングの着用

午後25 知覚機能を評価する検査法はどれか。
1．Romberg test
2．Trail making test
3．Jobsen–Taylor hand function test
4．Rey auditory verbal learning test
5．Semmes-Weinstein monofilament test

午後26 検査と評価項目の組合せで正しいのはどれか。
1．GMFM ——————— 日常生活活動
2．WISC–Ⅳ ——————— ワーキングメモリー
3．S–M社会生活能力検査 ———— 心理的発達
4．フロスティング視知覚検査 —— 巧緻運動
5．遠城寺式乳幼児分析的発達検査 – 粗大運動

午後27 半側空間無視の評価法はどれか。
1．BADS
2．BIT
3．CAT〈Clinical Assessment for Attention〉
4．FAB
5．WCST

午後28 FIMの点数とADL評価の組合せで正しいのはどれか。
1．食事4点 ——— 自助具を介助者に装着してもらい自力で摂取する。
2．清拭7点 ——— ループ付きタオルを使用して身体を洗う。
3．歩行1点 ——— 1人の介助で15mまで歩行ができる。
4．トイレ動作3点 — 日中は自立しているが夜間は介助者が監視している。
5．更衣（下衣）5点 — 短下肢装具の装着のみを手伝ってもらう。

午後29 ICFの環境因子に含まれるのはどれか。
1．人生の出来事
2．困難への対処方法
3．社会生活への適応
4．コミュニケーションの能力
5．障害者に対する人々の態度

午後30 Parkinson病で姿勢反射障害および両側性の振戦があり、小刻み歩行でADLが自立している時のHoehn&Yahr重症度分類ステージはどれか。
1．Ⅰ
2．Ⅱ
3．Ⅲ
4．Ⅳ
5．Ⅴ

午後31 熱傷部位と背臥位時の肢位の組合せで正しいのはどれか。
1．全頸部 ——— 頸部屈曲
2．腋窩部 ——— 肩外転90°
3．会陰部 ——— 両股関節外旋
4．膝窩部 ——— 膝90°屈曲
5．足背部 ——— 底屈位

午後32 高齢者身体機能評価結果で転倒リスクが
　　　 最も高いのはどれか。
1．膝関節 90°屈曲位等 ——— 20 kgf
　　尺性伸展筋力
2．Timed Up and Go Test —— 20 秒
　　〈TUG〉
3．Berg Balance Scale ——— 23 秒
　　〈BBS〉
4．片脚立位テスト（開眼）—— 60 秒
5．Functional reach test ——— 30 cm

午後33 仙骨部の褥瘡予防で適切なのはどれか。2
　　　 つ選べ。
1．円座を使用する。
2．徐圧動作を指導する。
3．長時間車椅子に座る。
4．保湿クリームを湿布する。
5．フットサポートを通常よりも高くする。

午後34 病態と治療法の組合せで正しいのはどれか。
1．半側空間無視 ——— 遮断除去法
2．遂行機能障害 ——— 自己教示法
3．注意障害 ——— 間隔伸張法
4．記憶障害 ——— 視覚走査法
5．失語症 ——— PQRST 法

午後35 生活行為向上マネジメントで正しいのは
　　　 どれか。
1．アメリカで開発された評価法である。
2．作業療法士の臨床思考過程を分析して開発さ
　　れた。
3．心身機能の回復に関するプログラムは含まれ
　　ない。
4．作業療法士が重要と判断した作業に焦点を当
　　てアセスメントする。
5．アセスメント項目に心身機能・身体構造に関
　　する予後予測は含まれない。

午後36 評価とその内容の組合せで正しいのはど
　　　 れか。
1．COPM ——————— 作業の運動技能
2．SF- 36 ——————— 介護負担
3．意志質問紙 ——— 生活満足度
4．GBS スケール ——— 認知症の症状
5．興味チェックリスト —— 作業の遂行度

午後37 IADL の項目に含まれるのはどれか。
1．化　粧
2．義足の装着
3．バスの利用
4．歩行器を使用した歩行
5．車椅子からベッドへの移乗

午後38 小児の四肢切断について正しいのはどれか。
1．後天性四肢切断は女児に多い。
2．義手の装着開始時期は4歳ころが適切である。
3．下腿切断では成長に伴い外反膝変形を生じや
　　すい。
4．悪性骨腫瘍が原因で切断になる頻度は増加傾
　　向にある。
5．後天性の切断における幻肢の出現頻度は成人
　　により低い。

午後39 高次脳機能障害と脳の障害部位との組合
　　　 せで正しいのはどれか。
1．顔の左側の髭を剃り残す。 ——— 後頭葉
2．新しい道順を覚えられない。 —— 前頭葉
3．何度も同じことを繰り ————— 側頭葉
　　返し聞く。
4．物事を順序立てて実行 ————— 後頭葉
　　することが難しい。
5．見えていないのに見えて ——— 頭頂葉
　　いるように振る舞う。

午後40 軽度の意識障害の評価に重要な検査はど
　　　 れか。
1．光トポグラフィー
2．機能的 MRI
3．MMPI
4．脳　波
5．WAIS – Ⅲ

午後41 コンピューターゲームを用いた統合失調
　　　 症患者の認知リハビリテーションはどれか。
1．IPS〈Individual Placement and Support〉
2．MCT〈Metacognitive Training〉
3．NEAR〈Neuropsychological Educational
　　Approach to Cognitive Remediation〉
4．SCIT〈Social Cognition and Interaction
　　Training〉
5．SST〈Social Skills Training〉

午後42　解離性けいれん発作について正しいのはどれか。

1．誘因なく突然起こる。
2．睡眠中には起こらない。
3．発作持続時間は数分程度である。
4．発作時に意識は完全に消失する。
5．転倒による打撲傷が頻繁にみられる。

午後43　症状性精神障害を引き起こす疾患と治療の組合せで正しいのはどれか。2つ選べ。

1．Wernicke 脳症 ── ビタミンB$_1$投与
2．肝性脳症 ──────── 芳香族アミノ酸投与
3．全身性 ──────── 副腎皮質ステロイド投与
　　エリテマトーデス
4．尿毒性脳症 ──── 瀉　血
5．ペラグラ ──── 葉酸投与

午後44　統合失調症について正しいのはどれか。

1．症状寛解後は薬物治療を中止する。
2．家族心理教育を行うことで再発率が低下する。
3．精神病未治療期間の長短は予後と無関係である。
4．服薬自己管理の練習は急性憎悪期から開始する。
5．障害者試行雇用〈トライアル雇用〉の対象にはならない。

午後45　作業療法における広汎性発達障害（自閉スペクトラルム症）への対応で適切なのはどれか。

1．攻撃的な行動には大きな声で「ダメ」とだけ簡潔に言う。
2．作業の適用時には内容をあらかじめ伝える。
3．こだわりに対しては行動変容を促す。
4．作業は自由度の高いものを用いる。
5．説明には言語的情報を多用する。

午後46　正しい日時や場所などの情報を繰り返し提示する認知症患者への介入法はどれか。

1．作業回想法
2．ユマニチュード
3．ルーティン化療法
4．バリデーション療法
5．リアリティオリエンテーション

午後47　措置入院を規定する法律はどれか。

1．障害者基本法
2．精神保健及び精神障害者福祉に関する法律〈精神保健福祉法〉
3．障害を理由とする差別の解消の推進に関する法律〈障害者差別解消法〉
4．障害者の日常生活及び社会生活を総合的に支援するための法律〈障害者総合支援法〉
5．心神喪失等の状態で重大な他害行為を行った者の医療及び観察等に関する法律〈医療観察法〉

午後48　地域で生活をしている精神障害者の家族支援に関する内容として誤っているのはどれか。

1．活用できる社会資源について情報提供をする。
2．家族が地域社会から孤立しないように助言を行う。
3．再発の兆候に気づいた時は主治医に相談するように伝える。
4．家族自身のストレスが軽減するように対処法について一緒に考える。
5．EE〈Expressed Emotion〉が高い場合は患者との接触を増やすよう勧める。

午後49　精神障害者の就労支援について正しいのはどれか。

1．精神障害者は障害者雇用義務の対象ではない。
2．ジョブコーチは事業主への支援を行うことはできない。
3．精神障害者は障害者職業能力開発校の支援対象ではない。
4．障害者就業・生活支援センターでは職場実習を斡旋しない。
5．就労継続支援B型事業所では最低賃金が保障されていない。

午後50　標準予防策〈standard precautions〉について正しいのはどれか。

1．手洗いは7秒以内で行う。
2．手袋着用前は手洗いの必要はない。
3．感染症患者を隔離することが含まれる。
4．患者同士の接触による感染予防が目的である。
5．すべての患者の排泄物は感染症があるとみなす。

●●●●●第 57 回 問題●●●●●

午前1　Daniels らの徒手筋力テスト（段階 5 及び 4 で）、検査者が抵抗を与える位置が正しいのはどれか。2 つ選べ。

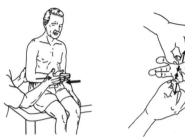

1．前腕回内

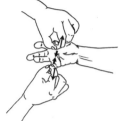

2．対立運動

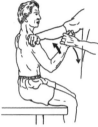

3．肘関節屈曲

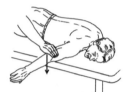

4．肩関節水平外転

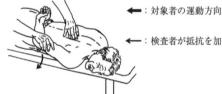

← ：対象者の運動方向

← ：検査者が抵抗を加える方向

5．肩甲骨内転と下方回旋

午前2　背臥位のまま右手でスマートフォンを持ち電子書籍を閲覧していた。図のように、この時の肩関節は屈曲 40 度、肘関節は屈曲 90 度であった。文字が見づらいためゆっくり肘を曲げて画面を顔に近づける際に活動する筋と収縮様式の組合せで正しいのはどれか。

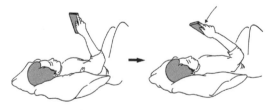

1．上腕二頭筋 ――――――― 遠心性収縮
2．上腕二頭筋 ――――――― 等張性収縮
3．上腕三頭筋 ――――――― 遠心性収縮
4．上腕三頭筋 ――――――― 求心性収縮
5．上腕三頭筋 ――――――― 等張性収縮

午前3　50 歳の女性。末梢神経麻痺により、円回内筋、長掌筋、橈側手根屈筋、浅指屈筋、深指屈筋（示指・中指）、長母指屈筋、方形回内筋、短母指外転筋、短母指屈筋（浅頭）、母指対立筋、第 1・2 虫様筋が麻痺している、適応する装具で正しいのはどれか。2 つ選べ。

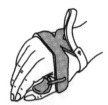

1．短対立装具（Bennett 型）

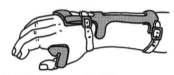

2．長対立装具（Rancho 型）

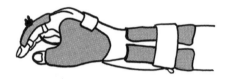

3．手関節駆動型把持装具（RIC 型）

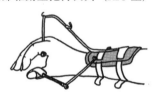

4．Thomas 型装具

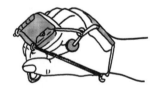

5．ナックルベンダー

午前4　9歳の男児。痙直型四肢麻痺の脳性麻痺。頭部保持は可能で、座位保持は両手の支持が必要である。立位は介助があればわずかにできる。この児が机上で道具の操作を練習する際に両手を使用するための姿勢として最も難しいのはどれか。

1．車椅子で体幹ベルトを用いた座位
2．床上で両肘を机上に置いた長座位
3．床上で両肘を机上に置いた割り座
4．座位保持装置を使用した座位
5．立位台を使用した立位

午前5　13歳の男子。1か月前から膝の疼痛が生じ、近医を受診。精査が必要となり大学病院へ紹介された。左大腿骨遠位に境界不明瞭な腫瘤を触れる。単純エックス線写真を示す。化学療法が始まり、リハビリテーション治療が処方された。リハビリテーション治療について正しいのはどれか。

1．易感染性に注意する。
2．積極的に患部のマッサージを行う。
3．患側の運動負荷は健側と同様でよい。
4．骨端線に近い病巣なので温熱療法が効果的である。
5．健側のリハビリテーション治療は化学療法後から行う。

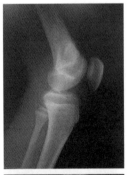

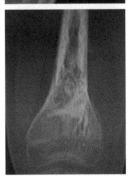

午前6　50歳の男性。糖尿病。1か月前からインスリンによる治療が開始されている。空腹時血糖 150mg/dL、HbA1c は 7.5% であった。これまでに低血糖症状は認めていない。血糖コントロールの改善に向けた運動療法、生活指導で誤っているのはどれか。

1．歩数計を活用する。
2．運動は食後1時間後に行う。
3．階段を使用するように助言する。
4．低強度でのレジスタンス運動を行う。
5．1週間で合計60分の有酸素運動を行う

午前7　65歳の女性。Parkinson 病。Hoehn&Yahr の重症度分類ステージⅢ。屋内歩行は伝い歩きをしている。薬物コントロールができ次第、退院予定である。運動機能維持を目的とした作業療法で優先順位は低いのはどれか。

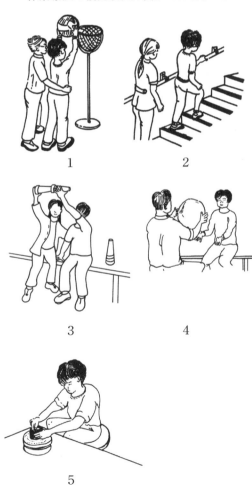

1　　　　　　　2

3　　　　　　　4

5

午前8 25歳の女性。交通事故による外傷性脳損傷（右前頭葉）。職場復帰を希望している。WAIS-Ⅲでは言語性 IQ が 76、動作性 IQ が 106、全検査 IQ が 89。RBMT が 19 点、TMT-A が 81秒、TMT-B が 90 秒、BADS が 104 点、FIM が 120 点。対人交流は良好である。2 か月後の事務職への職場復帰を目的とした練習として適切なのはどれか。

1．電話の受付
2．企画書の作成
3．書類の片付け
4．会議の要約報告
5．金銭の会計処理

午前9 41歳の男性。右手で腕相撲中に骨折した。直後の単純エックス線写真を示す。最も合併しやすいのはどれか。

1．猿　手
2．書　痙
3．鷲　手
4．下垂手
5．肩手症候群

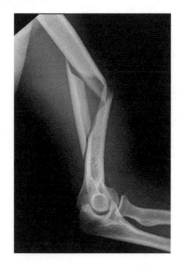

午前10 19歳の男性。バイク事故で受傷。脊髄損傷完全麻痺（第10胸髄節まで機能残存）。ADL は自立し、今後は車椅子マラソンを行うことを目標に作業療法に取り組んでいる。車椅子を示す。マラソン用車椅子はどれか。

1．①
2．②
3．③
4．④
5．⑤

① 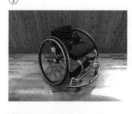　②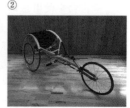

③ 　④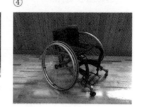

⑤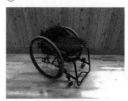

午前11 57歳の男性。筋萎縮性側索硬化症。発症後 5 年が経過。四肢と体幹に重度の運動麻痺を生じてベッド上の生活となり、ADL は全介助。球麻痺症状を認め、安静時も呼吸困難を自覚している。この患者がコミュニケーション機器を使用する際の入力手段として適切なのはどれか。

1．舌
2．口　唇
3．呼　気
4．手　指
5．外眼筋

午前12 26歳の男性。C6レベルの頸髄損傷完全麻痺。仕事中の事故により受傷し入院。翌日からリハビリテーションが開始され継続している。受傷後1か月での徒手筋力テストの結果を表に示す。受傷後2か月で到達可能と予測される動作はどれか。

長短橈側手根伸筋	3
円回内筋	2
腕橈骨筋	4
上腕二頭筋	4
上腕三頭筋	0

1. 更 衣
2. 自己導尿
3. プッシュアップ
4. 万能カフを用いた食事
5. ベッドから車椅子への移乗

午前13 22歳の女性。幼少期に両親と死別したが、祖父母の支援などで問題なく学校生活を過ごした。学業成績は良かったが、感情が不安定で自傷行為を繰り返し、精神科クリニックに通院しながら高校を卒業した。卒業後は事務職として就職したが、感情が不安定でしばしばトラブルを起こした。最近、些細なことで友人と喧嘩になり、激怒して大量服薬して入院となった。入院後、早期に作業療法が開始された。この患者にみられる特徴はどれか。

1. 完璧主義
2. 作為体験
3. 衝動行為
4. 脱力発作
5. 振戦せん妄

午前14 32歳男性。統合失調症。入院後、症状が不安定で緊張が強い状態が続いている。この患者に対する作業面接で、オープンスペースを用いた場面設定として最も適切な図はどれか。

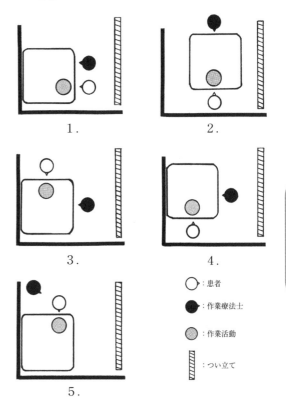

1.

2.

3.

4.

5.

○ ：患者
● ：作業療法士
◎ ：作業活動
▥ ：つい立て

午前15 21歳の男性。大学生。1年前から様々な場面で不安感が出現し、急に動悸やめまいがして大量の汗をかくようになった。最近は特に理由もなく、いらいらして落ち着かず、窒息感や脱力感、抑うつ、吐き気がひどくなり、大学にも通えず日常生活にも支障が出るようになった。精神科クリニックを受診し、外来作業療法を受けることになった。この患者の作業療法場面でみられる特徴はどれか。2つ選べ。

1. 演技的行動
2. 呼吸促迫
3. 集中困難
4. 常同行為
5. 連合弛緩

午前16 16歳の男子。乳幼児健診で異常を指摘されたことはなかったが、乳幼児期、母親の後追いをせず、履いている靴がボロボロになっても他の靴では嫌だと強いこだわりを見せた。大人びた話し方をし、小学校では自分の関心事について熱中して一方的に話すために、友達から避けられるようになって孤立していた。中学校入学後は不登校になり、ゲームに熱中するようになったため、心配した母親が児童思春期専門の医療機関を受診させた。評価に用いるテストとして適切なのはどれか。

1．ASQ
2．HTP
3．WAIS-Ⅲ
4．バウムテスト
5．CAARS〈Conners'Adult ADHD Rating Scales〉

午前17 68歳の男性。半年前から睡眠中に奇声をあげたり、気分が沈みがちになることがあった。次第に物忘れや立ちくらみ、手の震えが出現した。最近、「玄関に小人が立っている」と言うことが増えたため、家族に付き添われて精神科病院に入院し、作業療法が開始された。この患者にみられる特徴はどれか。2つ選べ。

1．動きが緩慢になる。
2．症状が変動しやすい。
3．毎食のメニューにこだわる。
4．周囲に対し一方的な要求をする。
5．環境からの刺激を受けても集中できる。

午前18 16歳の女子。高校進学後から体型を笑われたように思い、極端な減量をして痩せが目立つようになった。2か月前から登校できなくなって入院治療を受けることになった。入院後、気分転換と早期の復学を目的とした作業療法が処方された。この患者に対する導入期の作業療法で最も適切なプログラムはどれか。

1．簡単なアクセサリーを作る創作活動プログラム
2．柔軟な思考を得るための小集団でのプログラム
3．体力増強のための機器を用いた運動プログラム
4．調理メニューのカロリー計算を行う教育的プログラム
5．退院後の生活のためのADLを中心とした退院準備プログラム

午前19 7歳の男児。幼児期から落ち着きがなく、一つのおもちゃで遊べないなどの行動があった。小学校入学後、長時間椅子に座れない、順番を待てない、注意散漫などの問題行動があり、外来作業療法を受けることになった。作業療法では、次第に活動に継続して取り組めるようになってきたが、協調動作が必要な作業は苦手である。知能検査では知的障害は認められなかった。作業療法を行う上での留意点として適切なのはどれか。

1．複数の課題を同時に提示する。
2．順番が守れない場合は厳しく注意する。
3．周囲に受け入れられる行動は積極的に褒める。
4．数週間継続して取り組める連続課題を実施する。
5．作業台の上にいろいろな道具や材料を揃えておく。

午前 20　35 歳の男性。母親との 2 人暮らし。大学卒業後に就職した。統合失調症を発症したために退職し、精神科に外来通院しながら自閉的な生活をしていた。主に家事を行っていた母親が体調を崩したために同居生活が困難となり、精神科に入院した。入院 6 か月で自宅退院となり、母親の負担軽減のために日中の家事援助を受けることになった。障害者の日常生活及び社会生活を総合的に支援するための法律〈障害者総合支援法〉に規定されるサービスの中でこの患者が利用できるのはどれか。
1．共同生活援助
2．居宅介護（ホームヘルプ）
3．重度訪問介護
4．短期入所（ショートステイ）
5．同行援護

午前 21　ICF で正しいのはどれか。
1．ICD-10 と相互補完的な関係がある。
2．社会経済的要因による健康を範囲とする。
3．2015 年に世界保健機関で承認されている。
4．生活機能は個人因子と環境因子が含まれる。
5．生活機能の肯定的側面を表すことはできない。

午前 22　感度・特異度について正しいのはどれか。
1．血液検査は特異度が高い。
2．感度が高いと見落としが多い。
3．特異度が高いと過剰診断が少ない。
4．信頼区間が広いと再現性が高くなる。
5．感度の高い検査としてエックス線による肺がんの発見がある。

午前 23　作業療法における効果判定について正しいのはどれか。
1．再評価は異なる尺度で行う。
2．自然回復の影響は考慮しない。
3．可能な限り質的なデータで示す。
4．結果の前後比較のみで判断する。
5．プログラム再検討の判断材料とする。

午前 24　作業分析の目標として適切でないのはどれか。
1．治療手段としての作業を体系的に理解する。
2．治療過程を段階づける。
3．作業の材料、道具を分類する。
4．作業遂行に必要な患者の能力を明確にする。
5．作業実施の環境因子を明確にする。

午前 25　栄養評価に適した項目はどれか。2 つ選べ。
1．体　重
2．血糖値
3．前腕周囲径
4．上腕三頭筋筋力
5．血清アルブミン値

午前 26　身長 170cm、体重 60kg の人の BMI で正しいのはどれか。ただし、値は小数点以下第 1 位を四捨五入するものとする。
1．15
2．17
3．19
4．21
5．23

午前 27　カーテン徴候が陽性の場合、嚥下が障害される期はどれか。
1．先行期
2．準備期
3．口腔期
4．咽頭期
5．食道期

午前 28　上肢の形態計測と方法の組合せで正しいのはどれか。（複数の選択肢を正解として採点する）
1．上腕周径 ―― 上腕の最大周囲の長さ
2．上肢長 ―― 肩峰から中指先端までの長さ
3．前腕長 ―― 肘関節中央部から手関節中央部までの長さ
4．手　長 ―― 三角骨と大菱形骨を結ぶ線の中点から中指先端までの長さ
5．手　厚 ―― 第 1 中手指節関節部での手背面から手掌面までの直線距離

午前29　評価法と障害の組合せで正しいのはどれか。
1．BADS —— 気分障害
2．MMPI —— 注意障害
3．POMS —— 視知覚障害
4．SPTA —— 記憶障害
5．WCST—— 遂行機能障害

午前30　日常生活活動の評価で自記式の評価法はどれか。
1．PULSES
2．Barthel Index
3．老研式活動能力指標
4．障害老人の日常生活自立度判定基準
5．Katz Activities of Daily Living Index

午前31　関節リウマチの手指にみられる変形のうち、足指にもみられるのはどれか。
1．Z変形
2．マレット指
3．ボタン穴変形
4．オペラグラス変形
5．スワンネック変形

午前32　Perthes病で正しいのはどれか。
1．男児に多い。
2．好発年齢は2〜3歳である。
3．両側性が約50%に認められる。
4．大腿骨遠位骨端部の阻血性壊死をきたす。
5．発症初期のエックス線像の変化は顕著である。

午前33　視覚失認について正しいのはどれか。
1．相貌失認は表情の認知は可能である。
2．純粋失読は指でなぞると読むことができる。
3．同時失認は個々の物体や人間の認識ができない。
4．色彩失認は同じ色のものを選ぶことが困難である。
5．視覚性物体失認は優位半球前頭葉の障害により生じる。

午前34　皮膚筋炎について正しいのはどれか。
1．男性に多い。
2．胸腺腫を合併する。
3．赤沈は亢進しない。
4．嚥下障害はきたさない。
5．近位筋優位の筋力低下をきたす。

午前35　治療法と対象の組合せで正しいのはどれか。2つ選べ。
1．Frenkel体操 ——— 脊髄性失調
2．Codman体操 ——— 腰痛症
3．漸増抵抗運動 ——— 痙縮
4．Williams体操 ——— 下肢閉塞性動脈硬化症
5．ミラーセラピー —— 幻肢痛

午前36　全般性注意障害のある左片麻痺患者に対する動作指導について正しいのはどれか。
1．複数の方法を指導する。
2．一連の動作を一度に指導する。
3．外乱が少ない環境から開始する。
4．動作の誤りは口頭指示のみで修正する。
5．動作の誤りは何度も繰り返し修正する。

午前37　廃用症候群における症状と治療の組合せで正しいのはどれか。
1．筋萎縮 ————— 装具固定
2．骨萎縮 ————— 機能的電気刺激
3．下腿浮腫 ———— 安静保持
4．起立性低血圧 ——— 塩分制限
5．深部静脈血栓症 —— 抗凝固療法

午前38　手背の熱傷に対する急性期のスプリントの関節角度で正しいのはどれか。
1．手関節屈曲30度
2．MP関節屈曲50度
3．PIP関節屈曲60度
4．DIP関節屈曲30度
5．母指橈側外転60度

午前39　中央値の説明として正しいのはどれか。
1．データの最大値から最小値を引いた値
2．全データの中で最もデータの数が多い値
3．データの総和をデータの個数で割った値
4．データの値を小さい順に並べ変えたとき、真ん中に位置する値
5．各データから平均値を引いたものを2乗した総和をデータの個数で割った値

午前40　認知症のBPSD〈Behavioral and Psychological Symptoms of Dementia〉の評価尺度はどれか。
1．ADAS
2．CDR
3．MMSE
4．NPI
5．PSMS

午前41　職場の作業に近い13種類の課題から構成される職業評価はどれか。
1．内田クレペリン精神検査
2．GATB
3．障害者用就職レディネス・チェックリスト
4．マイクロタワー法
5．MODAPTS

午前42　統合失調症に対する作業療法で、ICFの構成要素の「活動」に分類されるのはどれか。
1．認知の機能
2．社会生活技能
3．思考機能の統合
4．社会からの隔離
5．生物学的なストレス脆弱性

午前43　てんかんについて正しいのはどれか。
1．不眠はてんかん発作を誘発しやすい。
2．重症度の評価に知能テストが有効である。
3．てんかん発作時には意識障害が必発である。
4．West症候群の発症のピークは3～5歳である。
5．特発性てんかんは明らかな脳器質性の原因が認められる。

午前44　前頭側頭型認知症の初期症状はどれか。
1．失禁がある。
2．着替えができない。
3．物忘れが多くなる。
4．買い物から帰れない。
5．自分本位にふるまう。

午前45　躁病相の初期評価時に得るべき情報として適切でないのはどれか。
1．問題行動に対する本人の捉え方
2．本人が社会で担ってきた役割
3．処方されている薬物
4．睡眠の状態
5．併存疾患

午前46　回復初期のうつ病患者への作業療法で正しいのはどれか。
1．指示は詳細に行う。
2．自己決定の経験を促す。
3．励ましながら活動を行う。
4．1回の活動時間は短くする。
5．長期間継続できる作業を勧める。

午前47　パニック障害に対する作業療法導入初期の作業療法士の対応で適切なのはどれか。
1．リラクセーションを練習する。
2．集団作業療法で役割を持たせる。
3．作業活動を通して自己洞察を促す。
4．スポーツ活動で体力の向上を促す。
5．パニック発作の不安がある場合は作業療法を中止する。

午前48　ギャンブル障害（病的賭博）について誤っているのはどれか。
1．女性に多い。
2．反復性である。
3．患者の利益を損なう。
4．合理的な動機を欠いている。
5．統制できない衝動に関連する。

午前49　作業療法実践時の標準的な感染症予防策として正しいのはどれか。

1．機器や道具の消毒は1日1回行う。
2．屋外での作業療法活動では感染予防は必要ない。
3．活動中は作業療法室内の湿度を40%以下に保つ。
4．手洗いは抗菌性の石鹸を使用し5秒程度洗浄する。
5．活動中に患者が出血した場合は手袋をして対処する。

午前50　個人情報保護の観点から、事例報告における記載内容と記載方法の組合せで正しいのはどれか。

1．患者氏名 ── K.R
2．生年月日 ── 1970年12月1日
3．年　　齢 ── 50歳代前半
4．現住所 ── 東京都千代田区霞が関1-2-2
5．職　　業 ── 公務員（厚生労働省勤務）

午後1　関節可動域測定法（日本整形外科学会、日本リハビリテーション医学会基準による）で正しいのはどれか。2つ選べ。

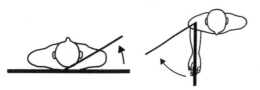

1．肩甲帯屈曲　　　2．肩外旋

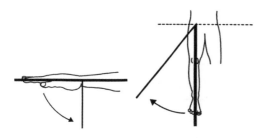

3．手屈曲　　　　4．股外転

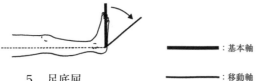

5．足底屈

━━━ ：基本軸
━━━ ：移動軸

午後2　62歳の女性。くも膜下出血。回復期リハビリテーション病棟に入院している。CAT〈Clinical Assessment for Attention〉の結果を示す。結果の解釈として適切なのはどれか。2つ選べ。（採点除外）

1．短期記憶障害
2．半側空間無視
3．持続性注意の障害
4．選択性注意の障害
5．ワーキングメモリーの障害

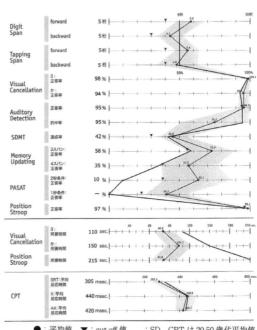

CATプロフィール

●：平均値　　▼：cut-off値　　　：SD　CPTは20-50歳代平均値

午後3　60歳の男性。脳血管障害による右片麻痺。ベッドから車椅子への移乗は1人で何とか可能である。ベッドから車椅子への移乗場面の初回評価において、ベッド、車椅子および作業療法士の相対的な位置関係で適切なのはどれか。

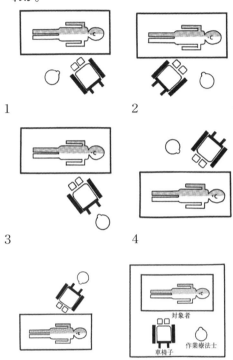

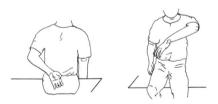

5.

午後4　40歳の男性。脳梗塞による左片麻痺。「手を腰の後ろに回してください」、「肘を曲げずに腕を前から水平位まで上げてください」の指示に左上肢はそれぞれ図のようになった。左上肢の状態として適切なのはどれか。

1．基本的共同運動の最初の要素が出現している。
2．痙縮の発現期である。
3．痙縮が最も強い時期である。
4．基本的共同運動から逸脱した運動が出現している。
5．分離運動が自由に可能である。

午後5　胸部単純エックス線写真を示す。所見として正しいのはどれか。
1．心拡大
2．胸水貯留
3．肺の過膨張
4．すりガラス陰影
5．肋間腔の狭小化

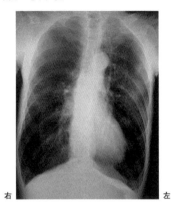

午後6　30歳の男性。右前腕部の悪性腫瘍に対し前腕切断術が施行された。断端の長さは標準断端であった。創治癒後、義手を製作することになった。義手装着訓練において正しいのはどれか。
1．屈曲手継手を選択する。
2．義手訓練は幻肢の軽減に有効である。
3．義手の手部先端は健側の中指先端と合わせる。
4．術後の断端管理として、弾性包帯を中枢部から末梢部に向けて巻く。
5．装着しての手先具単体の最大開き幅が50%以上であるかを判定する。

午後7　60歳の女性。関節リウマチ。Steinbrocker
　　　のステージⅡ、クラス2。この患者の日常生活
　　　場面を示す。関節保護の指導をすべき動作は
　　　どれか。

1. ①
2. ②
3. ③
4. ④
5. ⑤

①鍋を持つ

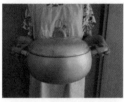

②お茶を注ぐ

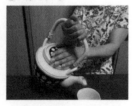

③荷物を持つ

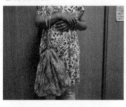

④材料をかき混ぜる

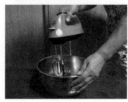

⑤椅子から立ち上がる

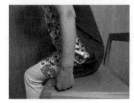

午後8　28歳の女性。頸髄損傷（第6頸髄節まで
　　　機能残存）。車椅子とベッド間の移乗は前・
　　　後方移動で自立し、ADLは自助具や環境整
　　　備で自立の見込みを得た。住宅改修を図に示
　　　す。正しいのはどれか。2つ選べ。

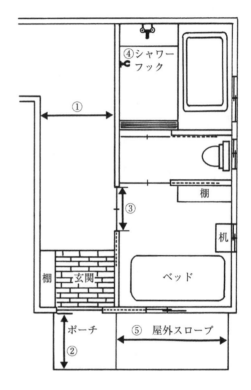

1. ①の廊下幅は歩行者とのすれ違いのために
　　140cmにした。
2. ②のポーチの幅は車椅子を回転させるために
　　100cmにした。
3. ③の廊下と居室の開口部通過の幅は90cmに
　　した。
4. ④のシャワーフックの位置の高さは150cm
　　にした。
5. ⑤の屋外スロープの勾配は1/4にした。

午後9　13歳の男子。現在、Duchenne型筋ジス
　　　トロフィーのステージ6（厚生省筋萎縮症研
　　　究班の機能障害度分類による。）。学校生活を
　　　送る上で優先的に行う支援はどれか。

1. 歩行器の導入
2. 給食の食形態変更
3. 長下肢装具の導入
4. 電動車椅子の導入
5. トイレの手すり設置

午後10　70歳の男性。慢性心不全。NYHA分類Ⅱ度。安静時心拍数70/分、Karvonen法による運動時の1分間の目標心拍数はどれか。ただし、係数は0.5とする。

1．90
2．100
3．110
4．120
5．130

午後11　65歳の男性。喫煙者。10年前から高血圧、高脂血症、糖尿病で内服治療をしている。4週前に外傷性第5胸髄損傷、完全対麻痺で入院。入院時の血糖は350mg/dL、HbA1cは8.0%。入院後1週で離床訓練が開始された。この患者が上肢エルゴメーター運動を実施中に、急に動悸と左肩周囲の違和感を訴えた。直ちに運動を中止し安静にさせたところ症状は数分で消失した。症状消失後のバイタルサインに異常を認めなかった。この症状の原因として考えられるのはどれか。

1．低血糖
2．起立性低血圧
3．急性心筋梗塞
4．労作性狭心症
5．自律神経過反射

午後12　55歳の女性。乳癌。ステージⅣ。今回、両下肢の脱力を認めて受診した。腰椎と肋骨の多発病的骨折と診断された。L2以下の不全対麻痺を認め、放射線治療終了後に作業療法開始となった。ベッド上生活で食事以外には介助を要していた。Performance Statusは4である。患者は「足が動かないが、家族と暮らしたい」、家族は「できれば家につれて帰りたい」と希望した。この患者への作業療法について適切なのはどれか。

1．退院の時期を決定する。
2．下肢機能訓練は行わない。
3．福祉用具の適応を検討する。
4．現時点から積極的な離床を図る。
5．ADL訓練時にはコルセットは装着しない。

午後13　50歳の女性。脳出血後の左片麻痺。発症後2か月経過し、Brunnstrom法ステージ上肢Ⅴ、手指Ⅴであった。図の作業活動のうち、この患者が困難なのはどれか。

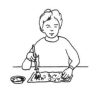
1．革細工

2．陶芸

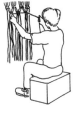
3．マクラメ

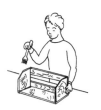
4．木工

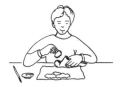
5．和紙ちぎり絵

午後14　43歳の女性。アルコール依存症。高校卒業後、就職。20代から職場での緊張感で晩酌をする習慣があった。40歳ころから酒量が増え、二日酔いのまま出勤するようになった。上司に勤務態度を注意されたことで無断欠勤が目立つようになり、最近、泥酔状態で保護されて精神科病院に入院となった。離脱症状が落ち着いた後、作業療法が処方された。この時点での作業療法評価で最も重要度が高いのはどれか。

1．基礎体力
2．対人関係技能
3．断酒への意志
4．復職への意欲
5．問題解決能力

午後15 24歳の女性。大学卒業後に事務職として勤務していたが、汚物が付着していないかと気になり、頻繁に手を洗い何度も確認するようになった。確認行為により仕事に支障をきたすようになり退職した。家族は本人の確認行為に応じていた。精神科を受診したところ強迫性障害と診断され、外来での作業療法が処方された。作業療法士から家族へのアドバイスとして最も適切なのはどれか。

1. 常に本人を監視するように伝える。
2. 本人の再就職を促すように伝える。
3. 家の中の消毒を徹底するように伝える。
4. 病気の原因を本人と話し合うように伝える。
5. 本人からの確認の要求に応じないように伝える。

午後16 21歳の男性。2か月前から「自分しか知らないはずのことを皆が知っている」と訴えるようになった。1か月前から自室にこもるようになり、一人きりで誰かに応答しているような様子がみられた。1週前から「変な味がする」と言い、母が作る食事を食べなくなった。家族が精神科の受診を勧めたが、本人は「自分はどこも悪くない」と言って頑なに拒んだ。この患者にみられない症状はどれか。

1. 観念奔逸
2. 思考伝播
3. 対話性幻聴
4. 被毒妄想
5. 病識欠如

午後17 43歳の女性。うつ病。半年前に子供が1人暮らしを始めてから気分が落ち込み、布団で寝たままでいることが増えた。家事を夫が行うようになると、「夫に迷惑をかけている自分は生きている価値がない」と口にするようになり、夫に連れられ精神科クリニックを受診した。服薬治療が開始され、症状が改善してきたため外来作業療法が処方された。導入時の作業療法士の対応で最も適切なのはどれか。

1. スケジュール表に従った参加を促す。
2. 枠組みのある構成的作業を導入する。
3. 患者が作製した作品について賞賛する。
4. 意欲の低下が認められても作業遂行を促す。
5. 体調とともに気分も改善するため心配ないと励ます。

午後18 19歳の男性。てんかん及び軽度知的障害（IQ60）。特別支援学校卒業後にクリーニング店に就職した。「接客態度が悪い」と注意されたことをきっかけに仕事に行けなくなり、引きこもりとなった。時々家族に暴力を振るうために、家族が主治医に相談して外来作業療法が処方された。本人、家族とも復職を希望している。この患者に対して優先すべき対応はどれか。

1. 暴力の内省を促す。
2. 対人技能の訓練を行う。
3. 注意力を高める作業を行う。
4. てんかんの疾病教育を行う。
5. 運動能力を高めるためのスポーツ活動を行う。

午後19 22歳の男性。注意欠如・多動性障害。大学卒業後に営業職に就いた。顧客との約束や書類を忘れるなどの失敗が続き、上司が度々指導をしても改善しなかった。子供のころから不注意傾向があり、母親は「しつけをしてこなかった自分に非がある」という。その後も失敗が続いて自信を喪失し、1週前から欠勤精神科の受診に至った。入院となり作業療法が処方された。この時期の作業療法士の対応として適切なのはどれか。

1．仕事に適性がないと伝えて転職を勧める。
2．休養に専念し職場復帰を焦らないように伝える。
3．母親のしつけの失敗の影響が残っていると告げる。
4．上司の指導方法が病気の誘因であることを説明する。
5．職場復帰のために対人技能向上を目的とした作業活動を勧める。

午後20 33歳の男性。ミュージシャンを志していたが、21歳時に統合失調症を発症し、2回の入院歴がある。3か月前から就労移行支援事業所への通所を開始し、支援によってコンサートホールの照明係のアルバイトに就いた。就労移行支援事業所のスタッフは、定期的に職場訪問を実施して本人と雇用主の関係調整を行っており、主治医やケースワーカーとも連携して支援活動をしている。この患者に行われているプログラムはどれか。

1．CBT〈Cognitive Behavioral Therapy〉
2．IPS
3．NEAR
4．SST
5．WRAP

午後21 障害者の日常生活及び社会生活を総合的に支援するための法律〈障害者総合支援法〉に規定されるサービス利用方法について正しいのはどれか。

1．障害支援区分は6区分ある。
2．地域包括支援センターに申請する。
3．介護給付の申請に医師の意見書は必要ない。
4．家族はサービス利用計画書を作成できない。
5．障害区分の認定有無に関係なく訓練等給付に申請できる。

午後22 図に示す神経支配領域と末梢神経の組合せで正しいのはどれか。

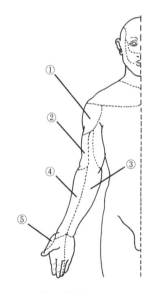

1．①───腋窩神経
2．②───肋間上腕皮神経
3．③───尺骨神経
4．④───橈骨神経
5．⑤───正中神経

午後23 痛みの種類について正しいのはどれか。2つ選べ。

1．侵害受容性疼痛は器質的疾患に多い。
2．心因性疼痛は多くの要因が複雑に関与する。
3．神経障害性疼痛は非ステロイド性抗炎症薬が効果的である。
4．侵害受容性疼痛は痛み感覚の神経経路が障害され支配領域に痛みを感じる。
5．神経障害性疼痛は末梢の受容器が熱や機械的刺激で活性化し痛みを感じる。

午後24　Barthel Index の評価項目で車椅子とベッド間の移乗に含まれないのはどれか。
1．ベッドに移動する。
2．ブレーキをかける。
3．フットサポートを上げる。
4．靴を脱ぐ。
5．臥位になる。

午後25　観察に基づく評価法はどれか。（複数の選択肢を正解として採点する）
1．AIMS
2．AMPS
3．COPM
4．MMSE
5．OSA II 〈Occupational Self Assessment II 〉

午後26　ICF の構成要素である「環境因子」の第2レベルに分類されるのはどれか。2つ選べ。
1．コミュニケーション
2．資　産
3．住居の入手
4．人　権
5．福祉用具

午後27　SIAS で使用する検査器具はどれか。2つ選べ。
1．音　叉
2．握力計
3．打腱器
4．秒針付き時計
5．30cm メジャー

午後28　関節リウマチについて正しいのはどれか。
1．渦流浴は禁忌である。
2．家事の実施は午前中が良い。
3．疼痛の特徴として圧痛がある。
4．疼痛に対して装具は使用しない。
5．非ステロイド性抗炎症薬で疼痛は軽減しない。

午後29　WeeFIM について正しいのはどれか。
1．5段階で評価される。
2．総得点は100点である。
3．対象年齢は0〜18歳である。
4．移動の「階段」を「伝い歩き」で評価する。
5．評価は生活場面の直接観察や聴取で行う。

午後30　上腕能動義手の適合検査項目とその不適合の原因との組合せで正しいのはどれか。
1．義手装着時の　——　肘プーリーユニット取り
　　肩関節可動域　　　付け位置の不良
2．前腕部（肘継手）の　——　ソケットの
　　屈曲可動域　　　　　トリミング不良
3．肘の最大屈曲に要する　——　ケーブルの長さ
　　肩関節の屈曲角度　　　　　の不良さ
4．回旋力に対する安定性　——　ハーネスの調整
　　　　　　　　　　　　　　　不良
5．引っ張り荷重（下垂力）　——　リテーナー
　　に対する安定性　　　　　　の位置不良

午後31　Alzheimer 型認知症について正しいのはどれか。
1．男性に多い。
2．階段状に増悪する。
3．意味記憶の障害で発症することが多い。
4．人物の見当識より時間の見当識が障害されやすい。
5．軽度認知障害の約80%は Alzheimer 型認知症に移行する。

午後32　切断部位と義手の組合せで正しいのはどれか。
1．上腕骨頸部切断　————　上腕義手
2．上腕骨70%残存での切断　——　肘義手
3．橈尺骨35%残存での切断　——　前腕義手
4．手関節離断　————　手部義手
5．手根骨レベルの離断　————　指義手

午後33　脳卒中による片麻痺 Brunnstrom 法ステージ上肢III、手指III、下肢IVの患者における治療について正しいのはどれか。
1．緊張性頸反射を利用する。
2．立位時は麻痺側下肢に荷重を促す。
3．長下肢装具使用による歩行訓練を行う。
4．麻痺側上肢では重錘を用いた反復運動を行う。
5．非麻痺側上肢を拘束し麻痺側を強制的に使用させる。

午後 34 多発性硬化症について正しいのはどれか。2つ選べ。
1. 男性に多い。
2. 脱髄病変がみられる。
3. 発症は 70 代以上に多い。
4. 神経症状の進行は稀である。
5. 視力低下が出現する頻度が高い。

午後 35 頸髄損傷完全麻痺（第 4 頸髄節まで機能残存）に使用しないのはどれか。
1. 万能カフ
2. 電動車椅子
3. 透明文字盤
4. 環境制御装置
5. 食事支援ロボット

午後 36 がんのリハビリテーションの緩和期の対応で正しいのはどれか。
1. 余命延長が目的である。
2. 骨転移があれば安静臥床とする。
3. 鎮痛薬は時刻を決めて規則的に使用する。
4. 余命 3 か月未満と診断された後開始する。
5. PS(Performance Status)4では運動中止とする。

午後 37 健康維持・増進の活動について正しいのはどれか。
1. 肺がん予防のための禁煙指導は特異的 2 次予防である。
2. 保健指導では生活習慣病の改善のために行動変容を促す。
3. 健康日本 21（第二次）では心の健康の目標値が設定されていない。
4. ポピュレーションアプローチでは個人への働きかけに重点が置かれる。
5. ヘルスプロモーションとは誰でも病院に受診することができる過程のことである。

午後 38 MTDLP で正しいのはどれか。
1. 合意目標の遂行度を聞き取る。
2. 家族が困っている問題は聞き取らない。
3. アセスメントでは ICIDH の視点を用いる。
4. アセスメントシートには個人因子の分析が含まれる。
5. 生活課題分析シートで対象者の活動を幅広く捉える。

午後 39 言語性記憶機能を測る検査はどれか。
1. RBMT
2. WCST
3. RAVLT
4. Digit Span
5. Letter Cancellation Test

午後 40 せん妄について正しいのはどれか。
1. 急性に発症する。
2. 日内変動を伴わない。
3. 若年者が発症しやすい。
4. 重度の意識混濁を伴う。
5. 環境因子の影響を受けない。

午後 41 「持続性・安定性」と「自己認識」が下位尺度に含まれる社会機能の評価法はどれか。
1. SFS
2. Rehab
3. SF-36
4. LASMI
5. 精神障害者ケアアセスメント（日本作業療法士協会版）

午後 42 集団作業療法について正しいのはどれか。
1. レクリエーション活動は開放集団では実施できない。
2. 調理活動は開放集団よりも閉鎖集団の方が実施しやすい。
3. 閉鎖集団よりも開放集団の方が参加者の凝集性が高まる。
4. 急性期には個人作業療法よりも集団作業療法が優先される。
5. 集団作業療法よりも個人作業療法で受容体験は得られやすい。

午後 43 アルコール依存症の治療について正しいのはどれか。
1. 本人や家族に対する心理教育が有効である。
2. 離脱への導入の時期から作業療法を実施する。
3. Wernicke 脳症の予防にビタミン C を投与する。
4. 離脱症状の予防にベンゾジアゼピン系薬物は無効である。
5. 患者に拒否的な家族には自助グループへの参加は勧めない。

午後44 統合失調症の回復過程の急性期における作業療法として適切なのはどれか。

1. 身体感覚の獲得
2. 現実への移行の準備
3. 身辺処理能力の回復
4. 生活管理能力の改善
5. 対人交流技能の改善

午後45 自閉症スペクトラム障害患者が就労継続支援A型事業所を利用する際の作業療法士の対応として適切なのはどれか。

1. 巧緻性が要求される作業を任せる。
2. 事業所での経験を振り返るための面接をする。
3. 事業所内のルールについてはその都度伝える。
4. 利用開始時に苦手な場面から慣らしていく。
5. 利用者同士で行う流れ作業から導入する。

午後46 前頭側頭型認知症患者への作業療法士の対応として適切なのはどれか。

1. 活動の中で複雑な判断を本人に求めるようにする。
2. 口頭指示が理解できない場合は紙に書いて伝える。
3. 参加の拒否に対しては活動の内容を丁寧に説明する。
4. 常同行動に対しては別の行動に切り替えるように促す。
5. 食べることが止められない場合は食材を見えない場所に移動させる。

午後47 家族心理教育について正しいのはどれか。

1. 単発での実施が一般的である。
2. 家族を精神疾患の原因と捉える。
3. 治療者から家族への指示が重視される。
4. 家族の対処能力が向上することを目指す。
5. 当事者と同居する家族のみが対象である。

午後48 心神喪失等の状態で重大な他害行為を行った者の医療及び観察等に関する法律〈心神喪失者等医療観察法〉について正しいのはどれか。

1. 裁判官が処遇を申し立てる。
2. 対象行為に窃盗が含まれる。
3. 対象者の社会復帰の促進が目的である。
4. 入退院の処遇は簡易裁判所で判断される。
5. 社会復帰調整官は指定入院医療機関の退院決定時から対象者と関わる。

午後49 就労した障害者が一般企業での就労を継続する際に、就職後6か月を経てから利用できる障害者の日常生活及び社会生活を総合的に支援するための法律〈障害者総合支援法〉に基づくサービスはどれか。

1. 就労移行支援
2. 就労継続支援A型
3. 就労継続支援B型
4. 就労定着支援
5. 生活訓練

午後50 精神科作業療法のインフォームドコンセントについて適切なのはどれか。

1. 作業種目を変更する場合の同意は必要ない。
2. 医療保護入院の入院患者は同意を得る必要はない。
3. 言語理解が困難な場合は誘導しながら同意を得る。
4. 活動内容の説明は良好な患者―治療者関係の構築に必要である。
5. 精神症状が重篤な場合は患者の同意よりも治療効果が優先される。

●●●●●第 58 回 問題●●●●●

午前1　60歳の女性。右中大脳動脈閉塞による脳梗塞。左片麻痺や感覚障害は重度で、車椅子座位では頸部右回旋がみられる。また、食事時にはしばしば左側の見落としがみられる。机上での模写検査の結果を図に示す。結果の解釈として最も適切なのはどれか。

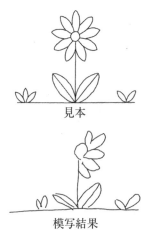

見本

模写結果

1．記憶障害が疑われる。
2．左方探索がみられる。
3．理解力の低下がみられる。
4．選択的注意は保たれている。
5．重度の左半側空間無視である。

午前2　80歳の女性。右変形性股関節症に対し人工股関節置換術（後方アプローチ）が施行された。現在、術後2週が経過し、患肢全荷重が許可されている。この患者に対するADL指導として最も適切なのはどれか。

1．割り座で靴下をはく。
2．椅子座位で床の物を拾う。
3．床の上で体育座りをする。
4．椅子座位で右下肢を上にして足を組む。
5．階段を降りるときは右足を先に下ろす。

午前3　30歳の男性。右利き。交通事故による右前頭葉背外側部の頭部外傷で大学病院に入院。全身状態が安定したため、回復期リハビリテーション病院に転院となった。転院後もリハビリテーション治療が継続され、現在5か月が経過した。運動障害や感覚障害を認めず、歩行は自立している。しかし、日中はボーッとして過ごし、促されないと行動に移せない。会話は成立するが、自発性に乏しい。この患者の高次脳機能評価として最も適切なのはどれか。

1．CBS
2．BADS
3．SLTA
4．SPTA
5．VPTA

午前4　胸郭出口症候群の検査法における手技とテスト名の組合せで正しいのはどれか。

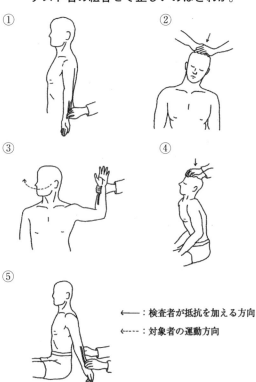

①

②

③

④

⑤

←　：検査者が抵抗を加える方向

←---- ：対象者の運動方向

1．①────Morley テスト
2．②────Attention テスト
3．③────Allen テスト
4．④────Adson テスト
5．⑤────Wright テスト

午前5 42歳の女性。最近、手の震え、歩行時の
　　　ふらつきがひどくなり、神経内科を受診した。
　　　精査の結果、脊髄小脳変性症と診断された。
　　　頭部MRIを示す。頭部MRIの画像で正しい
　　　のはどれかか。

1．①
2．②
3．③
4．④
5．⑤

①
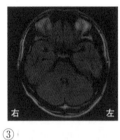

②
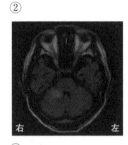

③
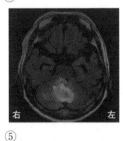

④
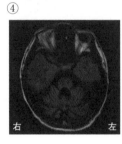

⑤
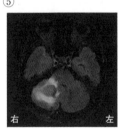

午前6 簡易上肢機能検査（STEF）の検査法を示
　　　す。移動方向および設定で正しいのはどれか。
　　　ただし、検査は右手で行うこととする。

1．①
2．②
3．③
4．④
5．⑤

①中球
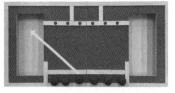

②大直方
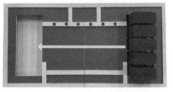

③木円盤
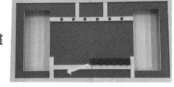

④小球
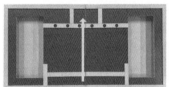

⑤ピン
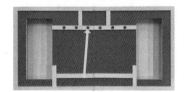

午前7 関節可動域測定法（日本整形外科学会、日本リハビリテーション医学会基準による）で正しいのはどれか。2つ選べ。

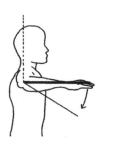

1．肩内旋

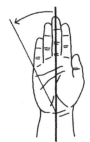

2．手尺屈

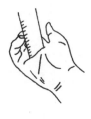

3．小指屈曲

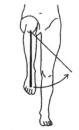

4．股内旋

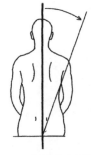

――― ：基本軸
―― ：移動軸

5．胸腰部右側屈

午前8 33歳の男性。交通事故で完全頸髄損傷（C7頸髄節まで機能残存）を受傷した。受傷後2か月が経過し、全身状態は良好でADLの拡大が図られている。排泄については核上型神経因性膀胱と診断され、自排尿が困難である。この患者の排尿管理として適切なのはどれか。

1．圧迫排尿
2．骨盤底筋訓練
3．自己導尿
4．尿道カテーテル留置
5．膀胱瘻の造設

午前9 70歳の男性。診断名はCOPD。mMRC息切れスケールはグレード4、画像所見では肺の過膨張が指摘されている。在宅酸素療法が導入されていたが、感冒を契機に入院し、入院1週後に作業療法が開始となった。酸素安静時1L/分、労作時2L/分で、開始時（安静時）のバイタルサインは心拍数86/分、呼吸数22/分、SpO₂94%、修正Borg Scale2であった。作業療法で最も適切なのはどれか。

1．食事は一度に多めに摂取するように指導する。
2．IADL指導はパンフレットのみで行う。
3．心拍数が110/分になったら中止する。
4．ADL訓練はSpO₂85%以上で行う。
5．洗体動作は呼気に合わせて行う。

午前10 30歳の男性。脊髄損傷（第5胸髄節まで機能残存）。受傷から5か月が経過、セルフケアは自立し、退院に向けて住宅改修を検討している。排尿は自己導尿、排便は座薬を使用し便器上で排泄。自宅のトイレの改修前の見取り図を示す。必要な住宅改修で適切でないのはどれか。ただし、車椅子は全幅58cm、全長80cmとする。

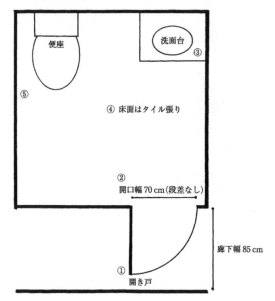

1．①引き戸に変更する。
2．②開口幅を85cmに変更する。
3．③洗面台に下部空間をつくる。
4．④床をフローリングに変更する。
5．⑤縦手すりを設置する。

午前 11　48 歳の男性。脳梗塞後の右片麻痺。左利き。発症から 5 か月経過。Brunnstrom 法ステージは上肢、下肢ともにⅢ。関節可動域制限は認めず、座位バランスは良好である。短下肢装具と T 字杖で歩行は自立している。この患者に対する自助具で最も適切なのはどれか。

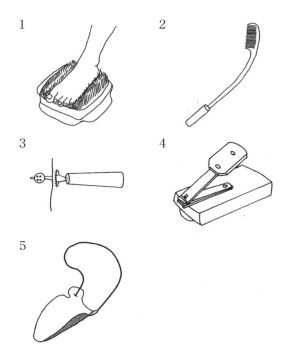

午前 12　痙直型四肢麻痺の脳性麻痺児の抱き方で適切なのはどれか。2 つ選べ。

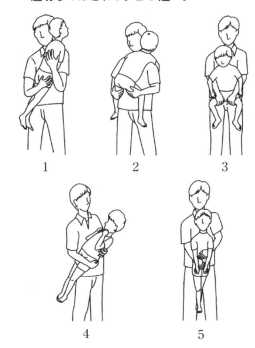

午前 13　65 歳の男性。3 年前から右手に振戦がみられるようになり、体の動きが固く、すくみ足がみられ、表情も乏しくなっていった。日常生活の支障に対して作業療法が処方されたが、本人は何かと理由をつけてなかなか参加せず、無為に過ごす様子が目立ってきた。この患者の治療方針を検討する際に、評価すべき精神医学的な合併症として最も重要なのはどれか。

1．うつ病
2．解離性障害
3．強迫性障害
4．身体表現性障害
5．統合失調症

午前 14　58 歳の男性。不動産関係の会社勤務。半年前に新プロジェクトを担当してから、下肢のしびれと疼痛を訴えるようになった。整形外科や神経内科を受診したが、身体的な疾患は認めなかった。次第に食思低下や不眠を自覚したため、精神科を受診して入院となり、作業療法が導入された。開始当初に、「足のしびれや疼痛があるので整形外科を受診できるように担当医に伝えて欲しい」と作業療法士に訴えた。このときの作業療法土の対応として最も適切なのはどれか。

1．訴えについては傾聴するように留める。
2．整形外科を受診できるよう担当医に掛け合うと約束する。
3．しびれや疼痛は精神的な問題であることを繰り返し説明する。
4．会社で担当した新プロジェクトをどのように感じていたか尋ねる。
5．作業療法に参加をすると下肢の痛みやしびれが軽減すると伝える。

午前15 19歳の女性。大学生。1か月前から通学途中の電車の中で突然、強い不快感を覚え、大量の汗をかき、呼吸困難となり、このままでは死んでしまうのではないかと恐怖心を抱くようになった。次第に電車に乗れなくなり、通学ができなくなった。母親と精神科クリニックを受診して、外来作業療法が処方された。この患者の発作時に予想される症状はどれか。2つ選べ。

1．健 忘
2．昏 迷
3．振 戦
4．せん妄
5．動 悸

午前16 35歳の男性。強迫性障害。中学生のころから洗浄強迫と確認癖があり、高校へ進学したが不登校が続き退学した。アルバイトに短期間従事したことがあるが未就労である。症状悪化のため半年前から精神科病院に入院し、家庭復帰を目的として作業療法を開始した。作業療法開始2か月目に「完全な作品ができない」と訴え、症状が増悪してきた。作業療法士の対応として最も適切なのはどれか。

1．作業種目を変更する。
2．作業療法を中止する。
3．訴えを聞き、経過をみる。
4．担当作業療法士を交代する。
5．できている部分に患者の注意を向ける。

午前17 52歳の男性。アルコール依存症。警備会社に勤務。若いころから飲酒が習慣化していたが、最近、朝から酒を飲むようになった。同居する両親に対する暴力行為で警察の介入があり、2日後に入院した。入院後、振戦せん妄が出現し、5日目に消失した。落ち着きがみられるようになり、作業療法が処方された。この時期に優先すべき作業療法の目的はどれか。

1．家族内での関係性を改善する。
2．基礎体力の回復・維持を行う。
3．ストレス対処技能を獲得する。
4．他者との協調的な活動を体験する。
5．職場復帰に向けた職業的技能を修得する。

午前18 32歳の女性。統合失調症。1年前から小売店で週3日のパート勤務をしているが、最近、同僚から嫌がらせを受けているという被害的な訴えが増え、主治医の指示で週2日、精神科デイケアを利用することになった。この患者の治療目的に合ったプログラムとして適切なのはどれか。

1．ACT
2．IPS
3．NEAR
4．SCIT
5．TEACCH

午前19 32歳の女性。境界性パーソナリティ障害。高校生のころから情緒不安定で、慢性的な空虚感を訴えるようになった。卒業後は事務の仕事に就いたが、異性との交際のトラブルから抑うつ気分が強くなり、自傷行為を繰り返した。今回、尊敬していた職場の男性上司との関係が悪化したことを契機に自殺企図があり入院した。この患者に対する作業療法士の対応で最も適切なのはどれか。

1．異性との交際トラブルについて指導する。
2．対人交流は病院スタッフと家族に限定する。
3．活動時間や活動場所は決めずに作業療法を行う。
4．トラブルがあった場合は担当スタッフを変更する。
5．患者と作業療法士の双方が守るべき規則を明確化する。

午前20 26歳の男性。統合失調症。不動産会社社員。約半年前に仕事のトラブルから次第に欠勤するようになって退職し、引きこもりの生活になった。次第に服薬が不規則になり、幻聴と妄想が出現し入院となった。入院2か月で症状は改善したが、無為の生活が続いており、作業療法が処方された。この時期に優先すべき作業療法の役割はどれか。

1．仲間づくり
2．社会生活技能の習得
3．身辺処理能力の回復
4．対人交流技能の向上
5．基本的な生活リズムの回復

午前21 過去に行われた信頼性の高い複数の研究結果を定量的に検討する研究方法はどれか。
1. 群間比較試験
2. メタアナリシス
3. 群内前後比較試験
4. クロスオーバー試験
5. ケースコントロール研究

午前22 上肢にリンパ浮腫（病期分類Ⅱ期）がある患者に対する生活指導として最も適切なのはどれか。
1. 日光浴をする。
2. 患肢の挙上を避ける。
3. 患肢で血圧を測定する。
4. 高い温度で入浴をする。
5. 正常なリンパ節へ向けてマッサージを行う。

午前23 脊髄性運動失調で陽性となるのはどれか。
1. Babinski 徴候
2. Hoover 徴候
3. Kernig 徴候
4. Myerson 徴候
5. Romberg 徴候

午前24 廃用症候群で増加するのはどれか。
1. 安静時心拍数
2. 換気血流比
3. 心臓予備力
4. 疼痛の閾値
5. 予備呼気量

午前25 歩行周期の立脚期において常に筋活動がみられるのはどれか。
1. 大殿筋
2. 前脛骨筋
3. 股内転筋群
4. 大腿四頭筋
5. ハムストリングス

午前26 飛沫感染予防策で対応する感染症はどれか。
1. 疥癬
2. 結核
3. 麻疹
4. インフルエンザ
5. 流行性角結膜炎

午前27 病室で患者が倒れている場面に遭遇した。緊急時対応として作業療法士が最初に行うことはどれか。
1. すぐに起こす。
2. 主治医に電話する。
3. 車椅子を持ってくる。
4. 周辺のスタッフを呼ぶ。
5. バイタルサインを確認する。

午前28 作業分析で正しいのはどれか。
1. 環境は影響しない。
2. 一方向から観察する。
3. 作業工程で分類する。
4. 作業結果から判断する。
5. 検査者の経験値には左右されない。

午前29 FIM の評定で正しいのはどれか。
1. 食事5点：万能カフの装着を手伝ってもらい食事ができる。
2. 整容4点：洗顔時にタオルを持ってきてもらう。
3. 更衣（下半身）4点：介助者が下着やズボンを膝まで通すと残りは自分で行う。
4. トイレ動作6点：介助者に拭く紙を用意してもらう。
5. 記憶4点：自らメモを使用して生活できている。

午前30 心不全患者の生活指導で適切なのはどれか。2つ選べ。
1. 1日4L 飲水する。
2. 食事の直後に入浴する。
3. 入浴は 44℃ の湯に浸かる。
4. 冬季には肌の露出を少なくする。
5. 1日の塩分摂取量を6g 未満に制限する。

午前31 慢性疼痛を有する患者のリハビリテーション治療で最も適切なのはどれか。
1. 運動療法は推奨されない。
2. 慢性腰痛では安静を指示する。
3. 認知行動療法の導入は有効である。
4. 患部への積極的マッサージを行う。
5. 疼痛が軽度であれば ADL 訓練は必要ない。

午前 32　介護予防事業の「介護予防教室」で正しいのはどれか。
1．1か月に2回実施する。
2．筋力の向上が目的である。
3．対象は要支援者のみである。
4．市町村が主体となり実施される。
5．1年以上実施しなければならない。

午前 33　作業療法に関する歴史で誤っているのはどれか。
1．加藤普佐次郎は結核患者の作業療法に貢献した。
2．呉秀三は欧州における作業の効果を紹介した。
3．Jean Ayres は感覚統合療法を提唱した。
4．高木憲次は肢体不自由児の療育を体系化した。
5．Philippe Pinel は道徳療法を始めた。

午前 34　手指の巧緻性向上を目的とした作業療法で適切なのはどれか。2つ選べ。
1．陶芸の菊練り
2．籘細工の編み込み
3．マクラメの平結び
4．木版画の摺り
5．木工の鋸挽き

午前 35　Down 症候群の乳児の保護者に対する指導で最も優先度が低いはどれか。
1．関節拘縮の予防法
2．離乳食の摂食方法
3．姿勢の安定を促す抱き方
4．保護者のストレス対処法
5．児とのコミュニケーションの取り方

午前 36　摂食嚥下障害で正しいのはどれか。
1．液体は誤嚥しにくい。
2．認知機能の影響は受けない。
3．むせがなければ誤嚥はない。
4．頸部を屈曲すると嚥下反射は遅れる。
5．梨状窩は咽頭残留の好発部位である。

午前 37　関節リウマチ患者の日常生活の評価に用いられるのはどれか。
1．DAS28
2．Larsen 分類
3．Lansbury 指数
4．Steinbrocker の class 分類
5．AIMS〈Arthritis Impact Measurement Scale〉

午前 38　Hoehn & Yahr の重症度分類ステージⅢの Parkinson 病への作業療法で最も適切なのはどれか。
1．車椅子操作
2．万能カフの導入
3．音声入力によるパソコン操作
4．棒体操による頸部体幹伸展運動
5．机上での細かいビーズを用いた手芸

午前 39　SOAP による作業療法記録で正しいのはどれか。2つ選べ。
1．問題指向型の診療記録である。
2．Sには作業療法士が観察した情報を記載する。
3．Oには患者本人や家族から得た情報を記載する。
4．Aには作業療法プログラムを記載する。
5．PにはAに対する具体的な対応を記載する。

午前 40　高次脳機能障害で正しいのはどれか。
1．性格の変化はみられない。
2．外見上から障害を容易に判断できる。
3．脳の損傷部位によらず症状は一定である。
4．記憶障害と比べて注意障害は回復しにくい。
5．60歳以上では脳血管障害によるものが多い。

午前 41　11種類の筆記検査と4種類の器具検査から9つの適性能を測定し、適職を吟味することができる職業評価はどれか。
1．GATB
2．MODAPTS
3．マイクロタワー法
4．ワークサンプル幕張版
5．内田クレペリン精神検査

午前42 「893」のような数字の組を口頭で提示し、提示した数を小さい順に答えさせようとしたところ、順番を間違ったり回答できないことがみられた。この患者の症状として考えられるのはどれか。

1．見当識障害
2．意味記憶障害
3．言語流暢性障害
4．巧緻運動機能障害
5．ワーキングメモリの障害

午前43 自閉症スペクトラム障害にみられる行動の特徴として最も適切なのはどれか。

1．冗談が通じない。
2．ケアレスミスが多い。
3．語の途中で区切って読む。
4．突発的にまばたきを繰り返す。
5．家ではよく話すが学校では全く話さない。

午前44 精神科作業療法における治療的態度で誤っているのはどれか。

1．退院後の生活支援を行う。
2．患者との心理的距離を保つ。
3．患者の主体的活動を支援する。
4．異常体験の訴えはその都度修正する。
5．無理に活動しなくてもよいことを保障する。

午前45 疾患と治療の組合せで正しいのはどれか。

1．アルコール依存症 ― AA
2．覚醒剤依存症 ― コリンエステラーゼ阻害薬
3．大麻依存症 ― ビタミンB₁（チアミン）補充
4．タバコ依存症 ― SMARPP〈Serigaya Methamphetamine Relapse Prevention Program〉
5．ヘロイン依存症 ― ニコチン置換療法

午前46 亜急性期の統合失調症への作業療法で適切なのはどれか。

1．患者の行動範囲を速やかに拡大する。
2．身体的負荷の高い活動から開始する。
3．患者が訴える妄想はその都度訂正する。
4．回復のイメージについて心理教育を行う。
5．対人交流が必要となる活動を多く提供する。

午前47 自傷や社会的問題行動が絶えない境界性パーソナリティ障害の患者に対する作業療法士の対応として適切でないのはどれか。

1．適宜治療目標を確認する。
2．患者の治療への主体的参加を促す。
3．疾患に伴う問題を率直に説明する。
4．治療関係で生じる転移を利用する。
5．薬物療法も含めた統合的治療を検討する。

午前48 認知症患者の認知機能を高めるための介入法として最も適切なのはどれか。

1．回想法
2．ピアサポート
3．マインドフルネス
4．バリデーション療法
5．リアリティオリエンテーション

午前49 就労継続支援A型事業で正しいのはどれか。

1．利用期間は3年である。
2．雇用契約に基づいた就労を提供する。
3．ジョブコーチの配置が義務付けられている。
4．利用開始時点の年齢制限は定められていない。
5．対象は一般就労を6か月継続している者である。

午前50 医療安全対策で適切なのはどれか。

1．患者が作業療法室内を自由に移動することを認めない。
2．自傷行為がある患者でも、希望があれば切り絵をさせる。
3．易怒性のある患者の作業療法は、複数の患者とともに行う。
4．無断離院のリスクがある対象者の作業療法は、当面1対1で行う。
5．早期の改善のために、患者が過負荷になっても励まして作業療法を継続する。

午後1　Daniels らの徒手筋力テスト（段階3）の対象者の体位で正しいのはどれか。2つ選べ。ただし、矢印は対象者の運動方向を示す。

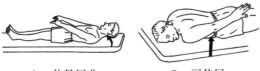

1. 体幹屈曲
2. 肩伸展

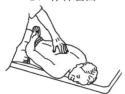
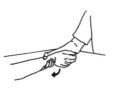

3. 肩甲骨内転と下方回旋
4. 手関節伸展

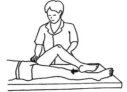

：対象者の運動方向

5. 股関節屈曲、外転、外旋と膝屈曲

午後2　43歳の女性。多発性硬化症。発症から3年経過。寛解と再燃とを繰り返している。四肢筋力は軽度低下し、表在感覚が軽度鈍麻している。疲労の訴えが多く、入院となった。最近徐々に視覚障害を生じてきた。この患者に対する作業療法で最も適切なのはどれか。

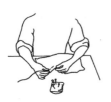
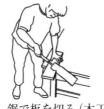

1. 針で布を縫う（裁縫）
2. 鋸で板を切る（木工）

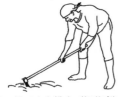
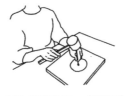

3. 鍬で土を耕す（畑仕事）
4. 木槌で刻印を打つ（革細工）

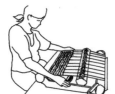

5. 杼（ひ）で横糸を通す（機織り）

午後3　80歳の男性。入院リハビリテーション中に胸部不快感を訴えたため心電図を施行した。入院時の心電図と発作時の心電図を示す。考えられるのはどれか。

1. 著変なし
2. 徐　脈
3. 狭心症
4. 心房細動
5. 左室肥大

A

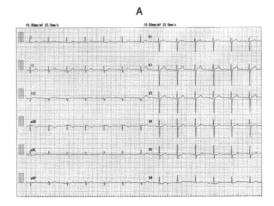

B

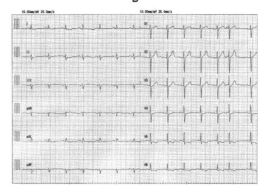

午後4　45歳の男性。2週前に下痢症状があった。2日前から両下肢に力が入りにくくなり、病院を受診し、Guillain-Barré 症候群と診断された。意識は清明で、言語機能、認知機能に問題はなかった。四肢の腱反射は低下し、感覚障害を認め入院となった。入院後、上下肢筋力が低下し、座位や食事動作が困難となり、水を飲むときにむせるようになった。入院5日目の時点で行わないのはどれか。

1. 嚥下訓練
2. 呼吸訓練
3. 筋力増強訓練
4. 関節可動域訓練
5. 座位のポジショニング

午後5　座位の発達段階の順序で正しいのはどれ
　　　か。

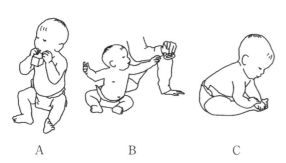

A　　　　　B　　　　　C

1．A → C → B
2．B → A → C
3．B → C → A
4．C → A → B
5．C → B → A

午後6　手指動作の発達で最も難易度が高いのは
　　　どれか。

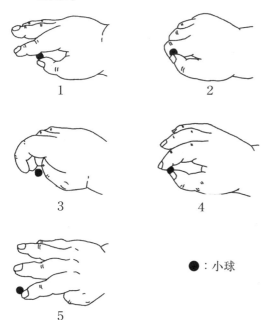

●：小球

午後7　40歳の女性。保険会社の営業職。くも膜
　　　下出血の診断で開頭クリッピング術が施行さ
　　　れ、現在、回復期リハビリテーション病院に
　　　入院している。事務職への配置転換が可能で
　　　あるが、本人は営業職への復職を希望してい
　　　る。身体機能に問題はない。Barthel Index
　　　100点、HDS-R25点、Kohs立方体組合せ
　　　テストIQ88、BIT141点、RBMT標準プロ
　　　フィール14点、BADS総プロフィール8点、
　　　TMT-A120秒、TMT-B145秒であった。復職
　　　に向けた作業療法として最も適切なのはどれ
　　　か。
1．営業職への復職を勧める。
2．課題の間違いは翌日指摘する。
3．関わり続けるスタッフを固定する。
4．グループ訓練から個別訓練へ移行する。
5．メモリーノートの活用方法を指導する。

午後8　49歳の男性。右利き。脳梗塞による右片
　　　麻痺、Brunnstorm法ステージ上肢Ⅲ、手指Ⅲ、
　　　下肢Ⅳ、感覚障害を認める。MMSEは30点
　　　高次脳機能障害は認めない。杖と短下肢装具
　　　を使用して歩行は自立。ドライブが趣味であ
　　　る。運転再開に向けた自動車の改造として得
　　　適切なのはどれか。2つ選べ。
1．移乗ボードの診置
2．体幹ベルトの使用
3．手動運転装置の設置
4．ハンドルにノブを設置
5．左アクセルペダルへの変更

午後9 68歳の男性。急性心筋梗塞のため14日間入院し、退院後2か月が経過した。心臓リハビリテーションのために実施した検査場面を示す。測定項目に含まれないのはどれか。

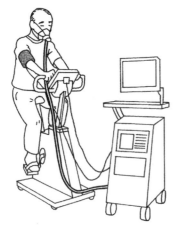

1. 血　圧
2. 肺活量
3. 1回換気量
4. 運動負荷量
5. 酸素摂取量

午後10 42歳の男性。右利き。自営業。3年前に脳出血発症後、回復期リハビリテーション病院を経て自宅退院し復職したが、仕事中に再発した。初発時の頭部CT（A）と再発時の頭部CT（B）を示す。再発時の新たな症状として最も考えられるのはどれか。

1. 昏　睡
2. 構音障害
3. 右同名半盲
4. 回転性めまい
5. Gerstmann 症候群

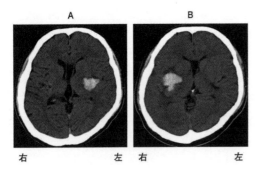

午後11 28歳の女性。5年前の外傷性脳損傷による右片麻痺。Brunnstrom 法ステージ上肢Ⅲ、手指Ⅲ。最近、右手指の屈曲拘縮が悪化し、手指衛生が困難となった。最も適切な装具はどれか。

1. BFO
2. RIC スプリント
3. ナックルベンダー
4. パンケーキ型装具
5. コックアップ・スプリント

午後12 スプリントの型紙で正しいのはどれか。

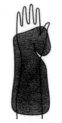
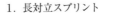
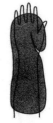

1. 長対立スプリント　　　2. コックアップ・スプリント

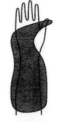

3. 標準型夜間用スプリント　　4. 尺側偏位防止スプリント

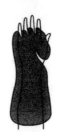

5. エンゲン型把持スプリント

午後13 63歳の男性。脳出血による左片麻痺。Brunnstorm法ステージは上肢Ⅲ、手指Ⅲ、下肢Ⅳ。上肢の分離運動促通を目的とした自主訓練として最も適切なのはどれか。

1．書　字

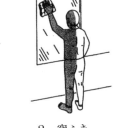
2．窓ふき

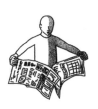
3．紙を割く

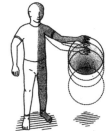
4．ボールつき

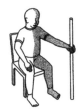
5．棒を垂直に保持

午後14 63歳の女性。うつ病。元来、働き者で、園芸や裁縫を楽しんでいた。定年退職し、子どもの独立、親の死が続いたころから、趣味や家事をする気力がなくなり、不眠と強い倦怠感を訴え、入院した。薬物療法により症状が軽快し、1か月後には病棟内ADLはほぼ自立したため作業療法が開始された。作業療法の初期評価で最も適切なのはどれか。

1．独力で調理ができるかどうかを評価する。
2．主観的疲労度を頻繁に聞いて確認する。
3．裁縫での作業遂行の様子を観察する。
4．集団活動での行動特性を観察する。
5．日中の過ごし方の情報を得る。

午後15 23歳の女性。パーソナリティ障害。高校生のころから、わざとらしい言動や芝居がかった振る舞いで、たびたび友達と喧嘩になっていた。高校卒業後は、対人関係のトラブルで仕事が長続きせず、職を転々とした。最近、感情が不安定で、派手な外観や見栄を張るような言動が目立ち、無断外泊を繰り返すため、母親に連れられて精神科を受診した。情緒の安定を目的に作業療法が処方された。作業療法場面で予想される行動特徴はどれか。

1．被暗示性が強い。
2．単独での活動を好む。
3．平板化した感情表出である。
4．過度に作業療法士に依存する。
5．作業工程の細部へのこだわりがある。

午後16 26歳の女性。幼少期は手がかからず、人見知りはなかった。小学校では友人とのおしゃべりが苦手で、一人で読書をすることを好んだ。中学校では、場の雰囲気に合わせて対応できず、孤立しがちで、一時不登校となった。成績は優秀で理系の大学院を修了後、大手企業に就職した。しかし、上司に接客態度を注意され、同僚とも馴染めず、1か月で退職した。急な退職を心配した両親に付き添われ精神科を受診した。この患者の生活歴から最も考えられるのはどれか。

1．うつ病
2．自閉症スペクトラム障害
3．双極性障害
4．統合失調症
5．パニック障害

午後 17　55歳の男性。中学校教員。元来、几帳面で真面目な性格。半年前から経験のないバレー部の顧問を任され、心労が重なっていた。2か月前から早朝覚醒、食欲低下が出現し、抑うつ気分を自覚していた。1か月前から「どうやって授業をすればよいのか分からない。死んで生徒にお詫びをしたい」などど述べるようになった。妻に付き添われて精神科を受診後、入院となり、薬物療法が開始となった。入院2週後から作業療法が開始された。作業療法開始時の対応で適切なのはどれか。

1．気分がよいときは薬を飲まないように伝える。
2．休息の重要性について説明する。
3．集団でのスポーツ活動を優先する。
4．授業のやり方について相談に乗る。
5．早期退職を勧める。

午後 18　8歳の女児。部屋の整理整頓が苦手で物をよくなくす。学校では忘れ物が多く、授業中もじっと座っていることができない。同級生に対しておせっかいであり、余計な一言が多く、けんかが絶えない。学級担任の勧めで、両親に付き添われ精神科を受診し、外来作業療法が開始された。この児に予想される作業療法中の行動の特徴はどれか。

1．過呼吸を起こす。
2．活動性に日内変動がある。
3．順番を待てない。
4．長時間手洗いを行う。
5．頻回にまばたきをする。

午後 19　60歳の男性。Alzheimer型認知症。若いころから日曜大工が趣味で、本棚や花壇などを作っていた。1年前から食事をしたことを忘れるようになった。最近、置き忘れた財布を「盗まれた」などと言い、家庭内でのトラブルが多くなり精神科を受診して入院となった。作業療法導入時、「ここは学校ですか。私は仕事がありますので帰ります」と言い、作業療法室内を歩き回り、他の患者に対する怒声や暴言が観察された。この時期の作業療法士の対応で優先すべきなのはどれか。

1．患者の言動を厳しく叱責する。
2．職業リハビリテーションを導入する。
3．場の雰囲気に馴れるように援助する。
4．本棚作りなどの木工作業を導入する。
5．記憶力の改善を目的とした活動を導入する。

午後 20　42歳の女性。統合失調症。定期的に訪問看護を受けながら社会生活ができている。服薬が不規則になったり、強いストレス状況下で時折幻聴があるが、ある程度は対処できている。本人は、一般就労を希望しており、訪問看護と外来作業療法で支援することになった。訪問看護師からの情報では、本人の部屋には服や食器が散乱しているとのことであった。開始当初の作業療法士の対応で最も優先すべきなのはどれか。

1．本人の部屋の整理整頓を促す。
2．本人の興味や関心事を把握する。
3．規則的な服薬の重要性について指導する。
4．幻聴があるので入院治療を受けるように促す。
5．作業療法士自身の私生活について積極的に伝える。

午後 21　洗顔ができない単関節の障害における関節運動と可動域制限の組合せで正しいのはどれか。ただし、自助具は使用しないものとする。

1．肩関節屈曲 ——— 40°
2．肩関節内旋 ——— 60°
3．肘関節屈曲 ——— 50°
4．前腕回外 ——— 60°
5．手関節背屈 ——— 10°

午後22 FAIの項目で正しいのはどれか。2つ選べ。
1. 階段昇降
2. 銀行貯金の出し入れ
3. 交通手段の利用
4. 請求書の支払い
5. 庭仕事

午後23 顔面と上下肢に感覚脱失を呈する脳卒中片麻痺の患者に対する生活指導で最も適切なのはどれか。
1. 両手での車椅子駆動を勧める。
2. 屋内ではスリッパ使用を勧める。
3. 髭剃りは電動カミソリを勧める。
4. 麻痺手使用を控えるよう勧める。
5. 湯呑を麻痺側で把持するよう勧める。

午後24 障害と就労支援の機器との組合せで正しいのはどれか。
1. 記憶障害 —— 録音再生機
2. 視覚障害 —— 磁気誘導ループ
3. 四肢麻痺 —— 筆談支援機器
4. 聴覚障害 —— 音声メールソフト
5. 両上肢切断 — 活字文章読み上げ装置

午後25 筋電義手で正しいのはどれか。
1. 6歳児以上が適応である。
2. 前腕義手はハーネスを用いる。
3. 感覚フィードバック機能がある。
4. 五指駆動型の筋電ハンドはない。
5. 1つの電極でも開閉制御はできる。

午後26 理学療法士及び作業療法士法で正しいのはどれか。2つ選べ。
1. 作業療法士は業務独占資格である。
2. 作業療法士が1日で治療できる患者数を規定している。
3. 作業療法は社会的適応能力の回復を図るために行われる。
4. 退職した後も業務上知り得た秘密を漏らしてはならない。
5. 作業療法士免許証を紛失した場合は都道府県知事から再交付される。

午後27 原始反射のうち正常児の7〜8か月でみられるのはどれか。
1. 探索反射
2. Galant反射
3. 手掌把握反射
4. 足底把握反射
5. 非対称性緊張性頸反射

午後28 対象者に直接、満足度を問うことができるのはどれか。2つ選べ。
1. AMPS
2. COPM
3. OSA Ⅱ
4. MTDLP
5. NPI興味チェックリスト

午後29 知覚検査とその方法の組合せで正しいのはどれか。
1. 触　覚 ——— 毛筆で四肢の長軸方向に対して直角に触れる。
2. 温度覚 ——— 40℃の温水と0℃の冷水の入った試験管を当てる。
3. 振動覚 ——— 音叉を筋腹の膨隆部に当てる。
4. 受動運動覚 — Semmes - Weinstein Monofilamentを当てる。
5. 2点識別覚 — ノギスを用いて刺激する。

午後30 上肢・手指のBrunnstrom法ステージとテスト動作の組合せで正しいのはどれか。
1. 上肢Ⅳ —— 手を背中の後ろへ回す。
2. 上肢Ⅴ —— 上肢を肘伸展位で前方水平位に上げる。
3. 上肢Ⅵ —— 肘伸展位・肩関節90°屈曲位で前腕回内・回外する。
4. 手指Ⅲ —— 横つまみをする。
5. 手指Ⅴ —— 全可動域にわたり指を伸展する。

午後31 FABに含まれる課題はどれか。
1. 計　算
2. 色の呼称
3. 書き取り
4. 左右判別
5. 語彙の流暢性

午後32 脳卒中片麻痺の上肢に対する機能回復訓練の課題内容で適切なのはどれか。
1．運動は巧緻運動から粗大運動にする。
2．運動速度は速いものから遅いものにする。
3．課題は単純なものから複雑なものにする。
4．運動パターンは分離運動から共同運動にする。
5．課題の所要時間は長いものから短いものにする。

午後33 治療に関するインフォームドコンセントで正しいのはどれか。2つ選べ。
1．患者の同意内容は文書で保存する。
2．患者は一旦同意したら撤回できない。
3．治療に伴う軽微な合併症は説明しない。
4．選択し得るすべての治療法について説明する。
5．意思決定能力がなくても本人の同意は必須である。

午後34 高齢者への薬物療法で正しいのはどれか。
1．加齢に伴い有害事象が多くなる。
2．高齢者は有害事象が重症化しない。
3．1回投与量が多いほど治療効果が高い。
4．服薬歴は現在の身体機能に影響しない。
5．服薬数の増加は有害事象の要因にならない。

午後35 透析患者の血液生化学検査で正常値より大きく低下するのはどれか。
1．CRP
2．血清尿酸
3．血中尿素窒素
4．ヘモグロビン
5．血清クレアチニン

午後36 主な障害部位と高次脳機能障害の組合せで正しいのはどれか。
1．前頭葉 ─── 失読失書
2．前頭葉 ─── 聴覚失認
3．頭頂葉 ─── 運動性失語
4．後頭葉 ─── 着衣失行
5．後頭葉 ─── 視覚失認

午後37 上腕切断の術後管理で正しいのはどれか。
1．肩関節は外転位に保つ。
2．創がある場合は創傷治癒を優先する。
3．早期の義手装着は幻肢痛を悪化させる。
4．リジッドドレッシング〈rigid dressing〉法は創の観察が可能である。
5．ソフトドレッシング〈soft dressing〉法の弾性包帯は先端ほど緩く巻く。

午後38 誤嚥性肺炎への対応で正しいのはどれか。
1．食事直後に臥位で休憩させる。
2．酸素投与中はベッド上安静にする。
3．絶飲食中に口腔ケアは不要である。
4．就寝時にベッドの頭位を軽度挙上する。
5．総エネルギー必要量は肺炎の重症度から算出する。

午後39 認知症の新しいスクリーニング検査法の精度を検証するために、1,000人の高齢者に検査を施行したところ以下のような結果が得られた。この検査法の特異度はどれか。ただし、小数点以下の数値が得られた場合には、小数点以下第1位を四捨五入すること。

		認知症		計
		あり	なし	
検査	陽性	40	50	90
	陰性	10	900	910
計		50	950	1,000

1．5%
2．44%
3．80%
4．95%
5．99%

午後40 検査法とその方法の組合せで正しいはどれか。
1．BPRS ─── 自記式質問紙
2．GAF ─── 半構造化面接
3．HTP ─── 構造化面接
4．Rehab ─── 行動観察
5．SDS ─── 描画法

午後41　せん妄で正しいのはどれか。
1．緩徐に発症する。
2．注意力は保たれる。
3．活動性は低下しない。
4．日内変動は認められない。
5．脳波で徐波化が認められる。

午後42　統合失調症の認知機能を評価するために
　　　　用いるのはどれか。
1．AIMS〈Abnormal Involuntary Movement
　　Scale〉
2．BACS
3．LASMI
4．PANSS
5．SAPS〈Scale for the Assessment of Positive
　　Symptoms〉

午後43　統合失調症再発防止のために患者本人に
　　　　対する同居家族の対応として最も有用なのは
　　　　どれか。
1．本人の外出に毎回同行する。
2．本人の借金を無条件に返済する。
3．不適切な行動には本人の人格を批判する。
4．口論がみられるようなら対面接触時間を減ら
　　す。
5．本人が処方薬の内服を忘れた場合、厳しく叱
　　責する。

午後44　疾患と治療の組合せで正しいのはどれか。
　　　　2つ選べ。
1．肝性脳症 ――――― 芳香族アミノ酸
2．神経梅毒 ――――― ステロイド
3．尿毒症性脳症 ――― 人工透析
4．ペラグラ ――――― ニコチン酸
5．ヘルペス脳炎 ――― ペニシリン

午後45　うつ病回復期前期の作業療法で最も適切
　　　　なのはどれか。
1．1回の活動は短時間にする。
2．リワークプログラムを導入する。
3．新しい生きがいを見出す援助をする。
4．再発予防について家族を交えて話し合う。
5．集団での心理教育プログラムへの参加を促す。

午後46　解離性障害に対する初期の作業療法で適
　　　　切なのはどれか。2つ選べ。
1．支持的態度で接する。
2．治療的退行を促進する。
3．患者の要求通りに作業を進める。
4．新しい行動パターンの形成を促す。
5．解離症状は心理的葛藤とは無関係であると説
　　明する。

午後47　他の認知症と比較して、Lewy 小体型認知
　　　　症患者にみられやすいのはどれか。
1．失　行
2．失　語
3．失　認
4．尿失禁
5．静止時振戦

午後48　医療保護入院を規定する法律はどれか。
1．障害者基本法
2．精神保健及び精神障害者福祉に関する法律〈精
　　神保健福祉法〉
3．障害を理由とする差別の解消の推進に関する
　　法律〈障害者差別解消法〉
4．障害者の日常生活及び社会生活を総合的に支
　　援するための法律〈障害者総合支援法〉
5．心神喪失等の状態で重大な他害行為を行った
　　者の医療及び観察等に関する法律〈医療観察
　　法〉

午後49　精神障害者に対する就労支援として最も
　　　　適切なのはどれか。
1．障害を開示して働くことは勧めない。
2．作業療法士が患者の就労支援の方針を決定す
　　る。
3．生活リズムが不安定な患者には精神科デイケ
　　ア以外の利用は勧めない。
4．就労経験のある患者は地域障害者職業セン
　　ターの職業評価を利用できない。
5．就労中の生活に関する問題は障害者就業・生
　　活支援センターに相談できる。

午後 50　精神障害を有する高校生への就学支援で
　　　　適切なのはどれか。

1．転校は極力避けるように説明する。
2．担当医、家族、担当教員と連携を図る。
3．修業年限内に卒業することを最優先する。
4．本人よりも親の希望により方針を決める。
5．休学中に試験的な登校を行ってはならないと
　　伝える。

●●●●●第 59 回 問題●●●●●

午前1　60歳の男性。作業中に転倒し、左手をついて受傷した。単純エックス線写真を示す。診断はどれか。

1．Barton 骨折
2．Bennett 骨折
3．Boxer's 骨折
4．Colles 骨折
5．Roland 骨折

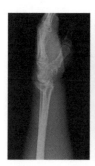
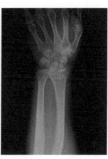

午前2　健常成人の嚥下内視鏡検査の画像を示す。正しいのはどれか。

1．気管支が観察できる。
2．発声中の画像である。
3．食道は背側に位置する。
4．嚥下反射中の画像である。
5．食道の蠕動が観察できる。

背側

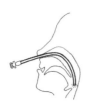
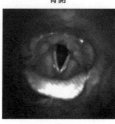

腹側

午前3　Daniels らの徒手筋力テストの段階5及び4の検査で正しいのはどれか。ただし、矢印は検査者の加える力の方向を示す。

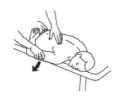

1．肩甲骨内転と下方回旋　2．肘屈曲（上腕筋）

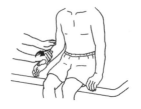
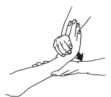

3．前腕回内　　　　　　　4．手関節伸展

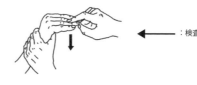

：検査者の加える力の方向

5．指の中手指節関節伸展

午前4　1歳1か月の女児。遠城寺式乳幼児分析的発達検査の結果を示す。考えられる運動発達年齢はどれか。

1．4〜5か月
2．5〜6か月
3．6〜7か月
4．7〜8か月
5．8〜9か月

[年:月]	暦年齢	移動運動	手の不器用運動	基本的生活習慣	対人関係	発語	言語理解	移動運動	手の運動	基
0:11								ついて歩きをする	おもちゃの車を手で走らせる	コップで飲む
0:10								つかまって立ちあがる	びんのふたを、あけたりしめたりする	泣か
0: 9								ものにつかまって立っている	おもちゃのたいこをたたく	コップに持
0: 8								ひとりで座って遊ぶ	親指と人さし指でつかもうとする	顔を
0: 7								腹ばいで後もどりをする	おもちゃを一方の手から他方に持ちかえる	コップ
0: 6								寝がえりをする	手を出してものをつかむ	ビスク
0: 5								横向きに寝かせると寝がえりをする	ガラガラを振る	おもれが活
0: 4								首がすわる	おもちゃをつかんでいる	さじ
0: 3								あおむけにして体をおこしたとき頭を保つ	頬にふれたものを取ろうとして手を動かす	顔に快を
0: 2								腹ばいで頭をちょっとあげる	手を口に持っていってしゃぶる	満腹でおむけ
0: 1								あおむけでときどき左右に首の向きをかえる	手にふれたものをつかむ	空腹の方
0: 0										

移動運動

手の運動

運動

○：「可能」　×：「不可能」

午前5 55歳の男性。右利き。交通事故により右上腕切断（断端長22cm、90%残存）となった。既往歴として左片麻痺があった。MMTで肩甲骨外転は右5・左3。肩関節可動域は、屈曲が右160度・左140度、内旋が右45度・左50度であった。義手適合判定を行ったところ、肘90度屈曲位で手先具が完全には開かなかった。最も考えられる原因はどれか。

1．ケーブルが短すぎる。
2．左側の肩甲帯の筋力が低下している。
3．前腕支持部のトリミングが不良である。
4．ソケットがオープンショルダー式である。
5．右側の肩関節の内旋可動域に制限がある。

午前6 車椅子の写真を示す。使われている部品はどれか。

1．クライニング式バックサポート
2．開き式フット・レッグサポート
3．デスク型アームサポート
4．ノブ付きハンドリム
5．トグル式ブレーキ

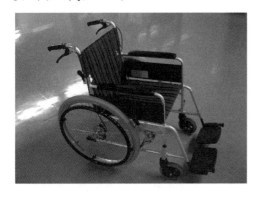

午前7 23歳の男性。プールの飛び込みで頭部を強打し、頸髄損傷（完全麻痺）と診断された。肘関節屈曲は可能で手関節背屈は強い。円回内筋機能は認め、橈側手根伸筋と上腕三頭筋の機能は認めない。手指完全伸展は不可能。Zancolliの四肢麻痺上肢機能分類で最上位の機能残存レベルはどれか。（採点対象から除外する）

1．CA6
2．C6BⅠ
3．C6BⅡ
4．C6BⅢ
5．C7A

午前8 68歳の女性。脳梗塞で回復期リハビリテーション病院に入院中。作業療法中に図のような状態を示した。考えられる障害はどれか。

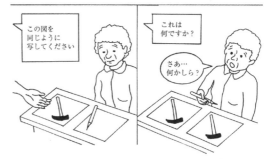

1．観念失行
2．拮抗失行
3．相貌失認
4．脳梁失行
5．連合型視覚失認

午前9 55歳の女性。右利き。脳梗塞による左片麻痺。発症15日目のBrunnstrom法ステージは上肢Ⅲ、手指Ⅲ、下肢Ⅲ。歩行中、左膝折れや反張膝はないが軽度の内反尖足を認める。感覚障害および高次脳機能障害を認めない。早期に移動能力を獲得するために最も適切な装具はどれか。

1．靴型装具
2．硬性膝装具
3．短下肢装具
4．長下肢装具
5．骨盤帯付長下肢装具

午前10 72歳の男性。糖尿病性腎症。独居。下肢筋力には低下を認めず、ADLは自立している。BMIは30。1.5kmの距離の将棋教室にバスで週2回通っている。腎機能は糸球体濾過量40mL/分/1.73m^2（CKD病期ステージ3b：中等度〜高度低下）を認めたため入院となった。その他の併存疾患は認めていない。退院時の生活指導で適切なのはどれか。

1．高蛋白食を勧める。
2．高負荷での筋力増強運動を指導する。
3．Borg指数17の有酸素運動を指導する。
4．将棋教室まで歩いて通うように助言する。
5．家事はヘルパーに依頼するように助言する。

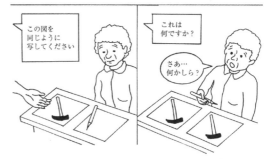

午前11 62歳の男性。畑で野焼き中に熱傷になっ
　たため救急車で搬入された。搬入時の両下肢
　の熱傷部位を示す。全身の熱傷面積は35%
　である。熱傷で正しいのはどれか。
　1．疼痛評価が必要である。
　2．熱傷深度はⅠ度である。
　3．全身症状の観察は必要ない。
　4．気道熱傷は予後因子ではない。
　5．熱傷面積は予後因子ではない。

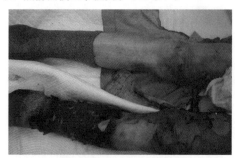

午前12 86歳の女性。介護老人保健施設に入所中。
　トイレで便座から立ち上がる際、突然大量の
　嘔吐をした。2日前から同施設内で3名のノ
　ロウイルス感染症が発生している。ノロウイ
　ルスの感染症対策で正しいのはどれか。2つ
　選べ。
　1．介助していた職員を隔離する。
　2．入所者に手指衛生を指導する。
　3．吐物の清拭時に防護具を着用する。
　4．全職員に抗ウイルス薬を予防投与する。
　5．トイレの手すりの消毒にはアルコールが推奨
　　される。

午前13 35歳の男性。一人暮らし。銀行員。半年
　前に仕事のミスがあり、徐々に飲酒量が増え
　た。酒がなくなると深夜でも買いに出かけた。
　2週前より無断欠勤が続いており、上司が自
　宅を訪問すると泥酔していた。上司に伴われ
　て精神科を受診し、作業療法が処方された。
　健康診断で肝機能障害を指摘されているが、
　これまでに禁酒の試みはない。現時点で観察
　される症状で誤っているのはどれか。
　1．渇　望
　2．抑制喪失
　3．離脱症状
　4．耐性の増大
　5．負の強化への抵抗

午前14 17歳の女子。半年前からダイエットを始
　め、最近、極端な食事制限をするようになっ
　た。身長は156cmで体重は46kgから32kg
　に減少した。学校で嘔吐して倒れて、その後
　歩行困難となったため救急外来を受診した。
　精神科を紹介されて入院となり、精神科作業
　療法が処方された。導入時の作業療法で最も
　適切な活動種目はどれか。
　1．料　理
　2．屋外スポーツ
　3．集団対抗ゲーム
　4．陶芸の花瓶製作
　5．スタンプ模様の革細工

午前15 13歳の男子。中学校入学後クラスでの様
　子を心配した担任から母親に連絡があり、母
　親に伴われて精神科に来院した。幼少期から
　物音および匂いに敏感であったという。成績
　は上位。鉄道に強い興味があり、同級生はそ
　の知識にはじめは関心を示したが、一度話し
　始めると一方的に自分の興味のある話を続け
　るため、次第に孤立した。本人は他の生徒と
　の関係に無頓着である。最も考えられるのは
　どれか。
　1．うつ病
　2．限局性学習障害
　3．行為障害
　4．自閉症スペクトラム障害
　5．選択性緘黙

午前16 38歳の女性。統合失調症。長期入院後、
　ACTチームによる訪問支援を受けながら一
　人暮らしを始めた。服薬は自己管理。時折聞
　こえる幻聴に対処できていたが、部屋は整理
　整頓できていない。最近、就労希望を受けて、
　ACTチームの作業療法士が就労支援を担当
　することになった。作業療法士の対応で最も
　優先すべきなのはどれか。
　1．幻聴が聞こえる頻度について確認する。
　2．本人が望む職種や条件について聞き取る。
　3．就労継続支援B型事業所への見学を計画する。
　4．部屋の清掃ができるようになってから就労を
　　考えるように促す。
　5．就職活動に向けて主治医に服薬について相談
　　することを提案する。

午前17 36歳の女性。5か月の乳児の子育て中。1か月前から周囲への興味と関心が低下し、育児がおろそかになってきた。物事の判断が鈍くなり、育児に自信をなくし、ささいなことで、不安になった。うつ病と診断され、乳児を実母に預けて入院した。入院後早期に不安の軽減を目的に作業療法が開始された。導入時の作業療法で優先すべき対応はどれか。
1．運動で体力の増強を図る。
2．趣味をみつけるよう働きかける。
3．子育てに関するアドバイスを行う。
4．集団レクリエーションで気分転換を図る。
5．ゆとりが持てるような日中の過ごし方を話し合う。

午前18 51歳の男性。境界性パーソナリティ障害。見捨てられ不安が強く、職場や家庭での対人関係が不安定であった。ストレスが強くなると自傷行為や暴力行為を繰り返し、ストレスが軽減すると精神科デイケアに安定して通所した。母親がデイケア担当の作業療法士に患者対応のアドバイスを求めた。母親への助言・指導で適切でないのはどれか。
1．家族会に関する情報提供を行う。
2．家族自身の時間を確保する意義を伝える。
3．患者の言動には一喜一憂しないように伝える。
4．自傷行為の予防のために常時監視するように促す。
5．家族への暴力行為があるときはその場を離れるように助言する。

午前19 70歳の男性。統合失調症。数回の入院歴があるが、精神科デイケアを利用しながら独居生活を継続していた。半年前に脳梗塞を発症し、軽度の右片麻痺を呈した。最近、体力低下が原因でデイケアへの通所回数が減り、「家事ができなくなった」と訴えた。今後、独居生活が困難になることが予想された。現時点で、精神科デイケアの担当作業療法士が優先して検討すべきものはどれか。
1．精神科病院への入院
2．介護保険サービスの利用
3．同行援護のサービス利用
4．重度認知症患者デイケアの利用
5．障害者地域生活支援センターの見学

午前20 80歳の男性。3年前 Alzheimer 型認知症と診断された。妻の介護で在宅生活を続けてきたが、夜間不眠、妄想と興奮が顕著となり入院治療を受けた。その後、症状が落ち着き、在宅復帰の前段階として介護老人保健施設に入所した。この入所者の行動・心理症状の評価で適切なのはどれか。
1．ADAS
2．CDR
3．FAB
4．FAST
5．NPI

午前21 理学療法士及び作業療法士法で正しいのはどれか。2つ選べ。
1．作業療法の診療報酬に関する規定がある。
2．作業療法士免許は内閣総理大臣から交付される。
3．国家試験に合格した日から業務を行うことができる。
4．作業療法は社会的適応能力の回復を図るために行われる。
5．正当な理由がある場合は業務上の秘密を他に伝えることができる。

午前22 情報収集項目と ICF の構成要素の組合せで正しいのはどれか。
1．教育歴 ――――― 環境因子
2．睡眠機能 ――――― 個人因子
3．家族の態度 ――――― 活動と参加
4．日課の遂行 ――――― 心身機能・身体構造
5．介護保険サービス ――――― 環境因子

午前23 1,000 名を対象に糖尿病とうつ症状の Geriatric Depression Scale との関連性を調査した。うつ症状について糖尿病のあり群となし群の比較を統計学的に検定する方法で最も適切なのはどれか。ただし、集積されたデータは正規分布に従う。
1．t 検定
2．χ^2 検定
3．Kruskal-Wallis 検定
4．Mann-Whitney 検定
5．Wilcoxon 符号付順位検定

午前24 身体障害者障害程度等級表の肢体不自由における上肢の等級で1級はどれか。

1. 一上肢を上腕の2分の1以上で欠くもの
2. 両上肢のすべての指を欠くもの
3. 両上肢を手関節以上で欠くもの
4. 一上肢の機能を全廃したもの
5. 両上肢の機能の著しい障害

午前25 作業の選択の要素で誤っているのはどれか。

1. 使　役
2. 時　間
3. 運動範囲
4. 対人交流
5. 素材の特性

午前26 障害者の日常生活及び社会生活を総合的に支援するための法律〈障害者総合支援法〉の対象者で平成25年4月より追加されたのはどれか。

1. 難病患者
2. 発達障害児
3. 身体障害児・者
4. 精神障害児・者
5. 知的障害児・者

午前27 高次脳機能検査の一部を図に示す。このような図版が含まれるのはどれか。

1. BADS
2. BIT
3. FAB
4. SLTA
5. WAIS-Ⅳ

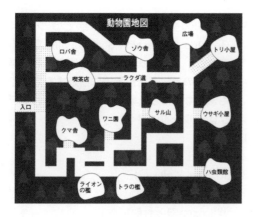

午前28 近時記憶検査で適切なのはどれか。2つ選べ。

1. CAT
2. TMT
3. RAVLT
4. ハノイの塔
5. 三宅式記銘力検査

午前29 身体計測の種類と計測方法の組合せで正しいのはどれか。

1. 上肢長 ——— 肩峰から母指先端までの直線距離
2. 前腕長 ——— 上腕骨内側上顆から橈骨茎突点までの直線距離
3. 手の幅 ——— 第2中手骨骨頭の橈側端と第5中手骨骨頭の尺側端との直線距離
4. 大腿長 ——— 大転子から大腿骨内側上顆との直線距離
5. 下腿長 ——— 脛骨点から踵点までの直線距離

午前30 感覚検査で正しいのはどれか。

1. 温度覚検査に氷を使用する。
2. 痛覚検査はピンで皮膚をこする。
3. 立体識別覚検査に鈴を使用する。
4. 位置覚検査は指腹と爪をつまみ動かす。
5. 振動覚検査は音叉を皮膚の骨突出部に当てる。

午前31 腱反射における筋と神経の組合せで正しいのはどれか。

1. 腓腹筋 ————— 腓骨神経
2. 腕橈骨筋 ————— 正中神経
3. 上腕二頭筋 ——— 筋皮神経
4. 上腕三頭筋 ——— 腋窩神経
5. 大腿四頭筋 ——— 閉鎖神経

午前32 正常の運動発達で獲得する年齢が最も高いのはどれか。（複数の選択肢を正解として採点する）
1. 座 位
2. 高這い
3. 寝返り
4. 飛行機肢位
5. つかまり立ち

午前33 立位姿勢時の重心で正しいのはどれか。
1. 重心は閉眼すると後方に移動する。
2. 重心動揺は閉眼時において減少する。
3. 重心動揺は左右より前後方向が小さい。
4. 重心線は膝関節中心の後方1〜2cmを通る。
5. 重心動揺面積は老年期には加齢に伴い増大する。

午前34 Barthel Index で「部分介助」の判定がない項目はどれか。
1. 更 衣
2. 食 事
3. 整 容
4. 階段昇降
5. トイレ動作

午前35 MTDLP で正しいのはどれか。
1. 遂行度を聞き取る。
2. 家族に聞き取りを行う。
3. ICIDH の視点を用いている。
4. 精神障害患者には適用しない。
5. ADL に関する客観的な評価は用いない。

午前36 関節リウマチ患者の日常生活の評価に用いられるのはどれか。
1. Larsen 分類
2. Lansbury 指数
3. Steinbrocker のクラス分類
4. DAS28〈disease activity score 28〉
5. AIMS〈Arthritis Impact Measurement Scale〉

午前37 疾患と支援機器の組合せで最も適切なのはどれか。
1. アテトーゼ型脳性麻痺 ── リーチャー
2. 片麻痺 ── キーボードカバー
3. 関節リウマチ ── 台付き爪切り
4. 第2腰髄完全損傷 ── スライディングボード
5. Parkinson 病 ── BFO

午前38 術後せん妄への対応で誤っているのはどれか。
1. 視力補正
2. 脱水補正
3. 見当識への刺激
4. 早期からの運動
5. 夜間の完全消灯

午前39 精神科作業療法の診療報酬制度で正しいのはどれか。
1. 実施時間は患者1人当たり1単位20分である。
2. 屋外において作業療法を実施することができる。
3. 作業療法に要する材料費は患者の個人負担とする。
4. 1人の作業療法士の取扱い患者数は1日75人である。
5. 集団作業療法の実施内容は、個々の患者の診療録には記載しない。

午前40 精神科作業療法のインテイク面接（初回面接）で適切なのはどれか。
1. 作業療法の目的を説明する。
2. 幻聴がある場合は面接を中止する。
3. ベットサイドでの実施が基本である。
4. 緊張が強い患者の場合は対面同位法で行う。
5. 作業療法士自身の詳細な個人情報を説明する。

午前41 Rehab の説明で、誤っているのはどれか。
1. 全般的行動は、最重度・中程度・最軽度の3点の指標をもつ VAS で評価する。
2. 第1部の逸脱行動の評価では、行動が病的体験に基づくかを問題にしない。
3. 第2部の全般的行動のサブカテゴリーは各3項目で構成されている。
4. 評価者は1週間以上の直接行動観察が必要である。
5. 評価可能な対象は精神障害者全般である。

午前42　疾患と症状の組合せで適切なのはどれか。2つ選べ。

1．概日リズム障害 ——— 夜更かし
2．睡眠関連摂食障害 ——— 拒　食
3．睡眠時無呼吸症候群 ——— 睡眠発作
4．ナルコレプシー ——— カタレプシー
5．むずむず脚症候群 ——— 異常感覚

午前43　Alzheimer型認知症に特徴的なのはどれか。

1．階段状に進行する。
2．錐体外路症状を伴う。
3．まだら認知症である。
4．地誌的見当識障害がある。
5．末期まで病識は保たれる。

午前44　終末期がん患者が死を迎える際に経験する5段階の心理過程で、第3段階にあたるのはどれか。

1．怒　り
2．受　容
3．否　認
4．抑うつ
5．取り引き

午前45　回復期前期（亜急性期が終わり現実感が少し回復し始めた段階）の統合失調症患者に対する作業療法の目的で最も適切なのはどれか。

1．休息の援助
2．現実への移行準備
3．社会生活リズムの習得
4．身体感覚の回復
5．対人交流技能の改善・習得

午前46　うつ病の復職支援の説明で正しいのはどれか。

1．公務員はリワークを目的とした精神科デイケアの利用対象外である。
2．試し出勤（リハビリ出勤）とは産業保健スタッフ同伴での出勤である。
3．地域障害者職業センターのリワーク支援は病状の回復を目的とする。
4．急性期での安静・休養が終わり次第、リワークプログラムを導入する。
5．リワークで実施されているプログラムには教育プログラムが含まれる。

午前47　自殺の二次予防はどれか。

1．自死遺族へのグループケア
2．住民参加型健康教室の企画
3．うつ病パンフレットの全戸配布
4．自殺念慮者に対する精神的ケア
5．傾聴ボランティア養成講座の開催

午前48　心神喪失等の状態で重大な他害行為を行った者の医療及び観察等に関する法律〈心神喪失者等医療観察法〉で継続的に関与するケアマネージャーの役割を担うのはどれか。

1．鑑定医
2．検察官
3．裁判官
4．社会復帰調整官
5．精神保健参与員

午前49　就労支援の制度の説明で適切なのはどれか。

1．就労定着支援の対象は就労してから6か月経過した者である。
2．ストレスチェックで高ストレス者に該当した者を対象とする。
3．障害者雇用率には障害者手帳を所持しない難病患者が含まれる。
4．作業療法士が企業訪問した場合は訪問リハビリテーションで算定する。
5．両立支援コーディネーターは支援対象者の代理として関係者と交渉を行う。

午後1 関節可動域測定法（日本整形外科学会、日本リハビリテーション医学会基準1995年）で正しいのはどれか。2つ選べ。

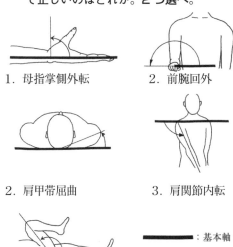

1. 母指掌側外転
2. 前腕回外
2. 肩甲帯屈曲
3. 肩関節内転
5. 股関節屈曲

━━━ ：基本軸
─── ：移動軸

午後2 65歳の女性。専業主婦。右利き。上肢の振戦のため心配した夫に伴われて来院した。Hoehn&Yahr の重症度分類ステージⅠ。入院後に内服投与が開始され、2週後退院となった。退院時に安静時振戦は消失したが、右下肢の固縮および右すり足を認めた。片脚立位で右が10秒、左が20秒。ADLは自立しているが、箸の使用と書字に時間がかかる。退院後のプログラム内容で適切でないのはどれか。

1. 散　歩
2. 太極拳
3. フレンケル体操
4. 手内筋の伸張運動
5. 床に置かれた物品の整理

午後3 62歳の女性。5か月前に左半身の脱力のため救急車で搬入され、右視床出血と診断された。現在、Brunnstrom法ステージは上肢Ⅳ、手指Ⅲ、下肢Ⅲであり、座位では右に重心が偏移し、頸部は右に回旋していた。図のような検査所見を呈している。作業療法プログラムで最も適切なのはどれか。

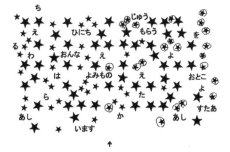

1. 右側から声掛けを行う。
2. 座位で左から右に輪移動を行う。
3. 頸部を左回旋させて塗り絵を行う。
4. ADL訓練は視覚認知の改善を図ってから行う。
5. 机上課題では左側に壁がくるように座席を配置する。

午後4 55歳の女性。趣味のガーデニングで手根管症候群となり正中神経低位麻痺を呈した。この患者のスプリント製作で最も適切なのはどれか。

1. 母指は指腹まで覆う。
2. 手背部で中手骨頭部を圧迫する。
3. 母指を示指と対立位に保持する。
4. 近位端は前腕近位2/3の位置とする。
5. 遠位端はⅡ〜Ⅴ指のMP関節の掌側部を覆う。

午後5 70歳の男性。右中大脳動脈領域のアテローム血栓性脳梗塞後に重度の左片麻痺と感覚障害が残存し、4週後、回復期リハビリテーション病院に転院した。転院時のバイタルサインに異常なく自発痛の訴えは無かった。左上下肢は随意性が乏しく、浮腫を認めた。血液検査ではDダイマーが高値以外は正常範囲であった。最も考えられる疾患はどれか。

1. 心不全
2. 蜂窩織炎
3. 肩手症候群
4. 深部静脈血栓症
5. ネフローゼ症候群

午後6　8歳の脳性麻痺児が階段昇降時に手すりを必要とし、長距離の歩行や狭い場所を歩くときに介助が必要な場合、GMFCS-Expanded and Revised〈E&R〉のレベルはどれか。

1．Ⅰ
2．Ⅱ
3．Ⅲ
4．Ⅳ
5．Ⅴ

午後7　68歳の女性。くも膜下出血後の四肢麻痺のため作業療法を行っている。現在、四肢の麻痺は、ほぼ認めない。高次脳機能障害が残存しMMSEを実施した。結果を示す。次に行う検査で最も優先されるのはどれか。

1．AMPS
2．BADS
3．BIT
4．RBMT
5．VPTA

午後8　80歳の男性。糖尿病で治療中。意識混濁と呂律緩慢のため救急車で搬入された。初診時の心電図（A）と頭部MRI拡散強調像（B）を示す。この疾患の再発予防に使用される最も適した薬剤はどれか。

1．硝酸薬
2．β遮断薬
3．抗凝固薬
4．ステロイド薬
5．抗てんかん薬

Mini Mental State Examination（MMSE）

項目（満点）	質問内容	回答	得点
1（5点）	今年は何年ですか	令和2　X　年	0
	今の季節は何ですか	春	1
	今日は何曜日ですか	火　曜日	1
	今日は何月何日ですか	4　月	1
		28　日	1
2（2点）	ここは何県ですか	大阪府　県	1
	ここは何市ですか	大阪　市	1
	ここはなに病院ですか	山口病院	1
	ここは何階ですか	3　X　階	0
	ここは何地方ですか（例：関東地方）	関西地方	1
3（3点）	物品名（相互に無関係）検者は物の名前を1秒間に1個ずつ言う。その後、被験者に繰り返させる。正答1個につき1点を与える。3個すべて言うまで繰り返す（6回まで）何回繰り返したかを記す　1　回	梅 9　犬 0　車 0	3
4（5点）	100から順に7を引く（5回まで）。あるいは「フジノヤマ」を逆唱させる	93－86－79－72	3
5（3点）	3で提示した物品名を再度復唱させる	3	3
6（2点）	（時計を見せながら）これは何ですか	0	1
	（鉛筆を見せながら）これは何ですか	0	1
7（1点）	次の文章を繰り返す「みんなで、力を合わせて綱を引きます」	0	1
8（3点）	（3段階の命令）「右手にこの紙を持ってください」	0	1
	「それを半分に折りたたんでください」	0	1
	「机の上に置いてください」	0	1
9（1点）	（次の文章を読んで、その指示に従ってください）「眼を閉じなさい」	なさい X	0
10（1点）	（何か文章を書いてください）	今日は天気がよいです	1
11（1点）	（次の図形を書いてください）	別紙	0
		得点合計	24

11.「この図形を正確にそのまま書き写してください」

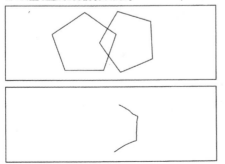

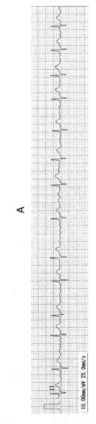

A

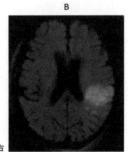

B

右　　　　　左

午後9 70歳の女性。独居。身長155cm、体重52kg。自宅で転倒。右大腿骨頸部骨折と診断され、右人工骨頭置換術（後方アプローチ）を受けた。術後、回復期リハビリテーション病院を経て自宅退院の見込みである。右股関節の屈曲角度は100度、伸展0度である。左下肢機能には問題を認めない。屋内外は杖歩行自立。現状の家屋環境を図に示す。退院時に向けた環境調整で最も適切なのはどれか。ただし、手すりの高さはすべて適切である。

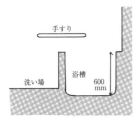

1．浴槽内いすを設置する

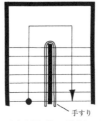

2．屋内階段の壁側にも手すりを設置する

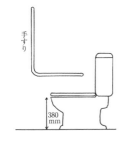

3．補高便座を設置する

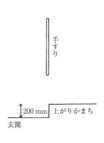

4．玄関の上がりかまちに踏み台を設置する

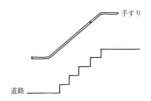

5．屋外階段の手すりの平坦部分を取り除く

午後10 72歳の男性。在宅酸素療法中。呼吸困難が増悪したため入院し、作業療法が開始された。開始時の胸部CTを示す。mMRCはGrade 4であり、酸素流量は安静時3L/分、労作時5L/分であった。この患者の日常生活指導で最も優先されるのはどれか。

1．口すぼめ呼吸を指導する。
2．更衣動作は素早く行わせる。
3．呼吸困難時には深呼吸を促す。
4．立ち上がってすぐに移動する。
5．短時間で動作を区切って休憩する。

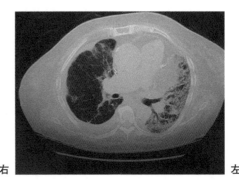

右　　　　　　　　　　左

午後11 14歳の女子。強度の弱視（両眼の視力の和が0.04未満、両眼の矯正視力が0.2）で特別支援学校に通っている。日常生活や学校生活において使用しない支援機器はどれか。

1．遮光眼鏡
2．罫プレート
3．プリズム眼鏡
4．内側黒色の茶碗
5．コンピューター（タッチパネル画面付き）

午後12 58歳の男性。脳梗塞後の左不全片麻痺。Brunnstrom法ステージ上肢Ⅲ、手指Ⅲ、下肢Ⅲ。短下肢装具装着で杖歩行が可能である。MMSEは25点、高次脳機能障害はない。利き手は右手である。山間部に在住であり自動車の運転が必要である。同居の妻は運転免許を取得していない。オートマチック車での運転再開に向けて作業療法を開始した。運転再開支援で最も適切なのはどれか。

1．運転免許を更新するために教習所に通うように指導する。
2．運転再開には臨時適正検査を受けるように指導する。
3．スライディングボードを使用するように指導する。
4．運転時には妻を助手席に乗せるように指導する。
5．運転再開の許可は作業療法士が行う。

午後13 56歳の女性。4年前に関節リウマチと診断された。Steinbrockerのステージ3、クラス3。趣味は料理、手芸および絵画で活動への意欲は高い。両肩関節と両股関節の可動域制限は著明であり、起き上がりが困難である。後頸部と両膝の痛みを訴えている。作業療法で適切なのはどれか。

1．趣味活動の絵画は中止する。
2．柔らかいマットレスの導入を勧める。
3．高さのある枕を使用するように勧める。
4．等張性収縮を利用した上肢の筋力維持を図る。
5．料理の際は座面の高い椅子を使用するように勧める。

午後14 58歳の男性。アルコール依存症。長年、製造業に従事し晩酌を欠かしたことはなかった。徐々に飲酒量が増え、連続飲酒で入退院を繰り返している。今回Wernicke脳症のため入院となり、その後Korsakoff症候群が残遺した。状態が安定したため作業療法が処方された。この患者に出現する可能性が高い症状はどれか。

1．観念奔逸
2．体感幻覚
3．不安発作
4．記銘力障害
5．フラッシュバック

午後15 11歳の男児。知的障害。ゲームソフトを買ってもらえなかったことをきっかけに、母親への暴力が激しくなり精神科に入院した。入院1週後、興奮は徐々に落ち着いてきたため、作業療法が導入された。この患児に対して行う作業療法で適切でないのはどれか。

1．暦年齢相応の作業を用いる。
2．障害の特性を家族に説明する。
3．患児が興味を示す作業から導入する。
4．指示をする際には称賛し動機付けを高める。
5．親子の自然な情緒的交流ができるように支援する。

午後16 60歳の女性。専業主婦。Alzheimer型認知症。1年前から最近の出来事を徐々に思い出せなくなり、家に引きこもりがちになった。趣味をする気力がなくなり近所づきあいも減った。「物が盗まれた」などの被害的な言動が増加したため、心配した夫に伴われて精神科を受診した。服薬治療を開始し、重度認知症患者デイケアを利用することとなった。この患者の特徴で適切なのはどれか。

1．認知機能が変動する。
2．いつも同じ席に座りたがる。
3．具体的な幻視について話す。
4．睡眠時に大きな声で寝言を言う。
5．外出時に帰ることができなくなる。

午後17 24歳の女性。双極性障害で休職中。半年前に会社で興奮状態となったため精神科を受診し、外来で薬物療法が開始となった。3か月前から気分は安定し、生活リズムが改善してきた。1か月前から職場復帰を目指して外来作業療法が行われている。作業療法中に「薬の副作用が心配なので内服をやめたい」と相談があった。作業療法士の声かけで適切なのはどれか。2つ選べ。

1．「量を減らして飲んで下さい」
2．「薬には副作用があるものですよ」
3．「どのような副作用が心配ですか」
4．「内服を中止して様子をみましょう」
5．「次の外来で医師に相談してみましょう」

午後18 23歳の男性。中学時代から引きこもりがあり、自宅では一人で工作やプラモデル作りをしていた。20歳時に通信制高校を卒業したが、就職せずに自閉的な生活を送っていた。睡眠障害で精神科を受診し、社交不安障害と診断された。薬物療法で外出可能な状態となり、外来作業療法が開始された。導入期の作業療法で最も適切なのはどれか。

1. 言語的交流が必要な作業を行う。
2. 就職希望の職種の聴取を行う。
3. 他者と共同製作作業を行う。
4. プラモデル製作を行う。
5. 履歴書の書き方の学習会に参加する。

午後19 65歳の男性。2年前から便秘や立ちくらみが目立ち、人物を誤認することもあった。最近、小刻み歩行と手の震えが目立ち、壁のシミを「虫がいる」と発言するようになった。家族への暴言が多くなり対応困難で入院となった。入院後、作業療法が処方され、集団作業療法が行われている。この患者に対する作業療法士の対応で最も適切なのはどれか。

1. 性的逸脱行為に注意する。
2. 複数の課題を同時進行で行う。
3. 認知機能の日内変動に注意する。
4. 未経験の活動種目を中心に行う。
5. 流動的に活動メンバーを入れ替える。

午後20 34歳の女性。統合失調症。大学卒業後に就職したが、すぐに退職し、精神科デイケアに通所しながら就労移行支援事業所を利用することになった。IPSによる就労移行支援を2年間利用後にケーキ屋に就職した。しかし注意・集中力の低下により、商品名を覚えるのが困難で1年で退職し、精神科デイケアの作業療法士に「一般就労をしたい」と相談した。患者への提案で最も適切なのはどれか。

1. 就労定着支援の利用を勧める。
2. 休息を目的とした入院を勧める。
3. 一般就労をあきらめるように伝える。
4. 就労継続支援A型事業所を紹介する。
5. 認知機能の改善を目指したプログラムへの参加を勧める。

午後21 聴理解と読解は良好であるが復唱が障害される。漢字より平仮名が書きづらい。考えられる失語症はどれか。

1. 伝導失語
2. 感覚性失語
3. 失名詞失語
4. 超皮質性運動失語
5. 超皮質性感覚失語

午後22 COPMの実施過程で作業が6つ特定された。次の手順でスコア化するのはどれか。

1. 緊急度
2. 自立度
3. 重要度
4. 遂行度
5. 満足度

午後23 Parkinson病患者で早期に困難となる動作はどれか。ただし、いずれの動作も上肢での代償はないものとする。

1. 寝返り
2. 平地歩行
3. 階段の昇り
4. 端座位の保持
5. 椅子からの立ち上がり

午後24 重症筋無力症で正しいのはどれか。

1. 肺小細胞癌を合併する。
2. Parkinson病より患者数が多い。
3. テンシロン試験で症状が改善する。
4. 血清クレアチンキナーゼ値が上昇する。
5. 誘発筋電図の反復刺激試験で振幅の漸増を認める。

午後25 成人期の二次障害で頸椎症性脊髄症を発症しやすい疾患はどれか。

1. 先天性多発性関節拘縮症
2. アテトーゼ型脳性麻痺
3. 痙直型脳性麻痺
4. 骨形成不全症
5. 分娩麻痺

午後26　鼻腔からの喀痰吸引で正しいのはどれか。
1．吸気圧は 16 ～ 20kPa とする。
2．カテーテルは 30cm 以上挿入する。
3．一回の吸引は 30 秒以上持続して行う。
4．口腔からの吸引に比べ嘔吐反射が出現しやすい。
5．経鼻胃管が留置されている患者には実施できない。

午後27　呼吸機能で正しいのはどれか。
1．横隔膜の支配髄節は第 3 頸髄節である。
2．安静時の吸気は斜角筋の収縮が作用する。
3．安静時の呼気は腹直筋の弛緩が作用する。
4．副交感神経が優位になると分泌物が増加する。
5．呼吸補助筋の麻痺により閉塞性換気障害が生じる。

午後28　厚生省筋萎縮症研究班の機能障害度分類ステージ7の生活指導で正しいのはどれか。
1．片手で洗髪動作を行う。
2．自走式車椅子で移動する
3．ソックスエイドを用いる。
4．上着はかぶりシャツを用いる。
5．スイッチを使ってパソコン操作をする。

午後29　高次脳機能障害の作業療法で正しいのはどれか。2つ選べ。
1．記憶障害に対しては間隔伸張法を用いる。
2．遂行機能障害に対しては PQRST 法を用いる。
3．注意障害に対しては刺激の多い環境を設定する。
4．社会的行動異常に対しては周囲の人々に症状の理解を促す。
5．半側空間無視に対しては APT〈Attention Process Training〉を用いる。

午後30　FIM の食事で6点はどれか。2つ選べ。
1．介助皿を使用する。
2．食事動作は自立しているが減塩食である。
3．醤油をかけてもらう。
4．スプーンで動作自立している。
5．配膳前の調理の段階で刻んでもらう。

午後31　上腕能動義手の適合判定で、肘離断患者の場合に実施しない検査はどれか。
1．回旋力に対する安定性
2．ソケットの適合チェック
3．引っ張り荷重に対する安定性
4．ケーブルシステムの効率チェック
5．肘の最大屈曲に要する肩関節の屈曲角度

午後32　二分脊椎で正しいのはどれか。
1．上肢障害の合併が多い。
2．胸椎部に多く出現する。
3．脊髄髄膜瘤は神経症状が出ない。
4．移動能力評価は Hoffer の分類を使う。
5．脊髄係留症候群の好発年齢は 2 ～ 3 歳である。

午後33　癌治療と合併症との組合せで正しいのはどれか。
1．化学療法 ──────── 末梢神経障害
2．頸部郭清術 ──────── 顔面神経麻痺
3．前立腺腹腔鏡下全摘除術 ── リンパ浮腫
4．乳房切除術 ──────── 自律神経障害
5．放射線療法 ──────── 唾液分泌過多

午後34　介護保険制度で正しいのはどれか。2つ選べ。
1．体位変換器は特定福祉用具販売で購入する。
2．第 2 号被保険者の対象に慢性心不全がある。
3．介護保険料の支払いは 40 歳以上が対象である。
4．介護認定結果は申請から 60 日以内に通知される。
5．訪問リハビリテーションの対象は要介護 1 以上である。

午後35　地域包括ケアシステムの構成要素でないのはどれか。
1．医　療
2．介　護
3．社会貢献
4．生活支援
5．予　防

午後36　大規模災害時の避難所における作業療法士の災害支援で誤っているのはどれか。
1．生活ニーズの聞き取り
2．避難所責任者との情報共有
3．障害者の避難所アセスメント
4．廃用症候群の予防のための体操指導
5．傷病重症度に応じた治療優先度の判断

午後37　日本 ACLS〈Advanced Cardiovascular Life Support〉協会の定める一次救命措置のアルゴリズムの①から④の順で正しいものはどれか。
①　呼吸確認
②　心肺蘇生開始
③　周囲の安全確認
④　緊急通報と AED の準備
1．①－②－③－④
2．②－③－①－④
3．③－①－④－②
4．③－④－①－②
5．④－③－①－②

午後38　臨床実習にて訪問リハビリテーションに同行する学生の行動で最も適切なのはどれか。
1．対象者との会話は常に録音する。
2．メモは実習終了後にゴミ箱に捨てる。
3．屋内の写真は許可を得ずに撮影できる。
4．訓練実施後のバイタルサイン測定は必要ない。
5．指導者との対象者情報の共有は訪問先では行わない。

午後39　最もエビデンスレベルが高いのはどれか。
1．記述研究
2．コホート研究
3．症例対照研究
4．メタアナリシス
5．ランダム化比較試験

午後40　亜急性期（離脱後初期）の薬物依存症の評価項目で最も優先すべきなのはどれか。
1．作業能力
2．身体症状
3．生活リズム
4．対処能力
5．対人関係

午後41　PTSD で誤っているのはどれか。
1．アンヘドニアがみられる。
2．アルコール乱用の要因となる。
3．小さな物音に敏感に反応する。
4．外傷体験の直後は詳しく体験を語らせる。
5．フラッシュバックによる心的外傷の再体験がみられる。

午後42　小学校高学年の注意欠如・多動性障害で高頻度にみられる症状はどれか。
1．ケアレスミスが多い。
2．自分の氏名が書けない。
3．自ら同級生との接触を避ける。
4．家庭では普通に話すが学校では発語が乏しい。
5．忘れ物がないか気になり何度も確認してしまう。

午後43　せん妄の対応で正しいのはどれか。
1．感覚を遮断する。
2．抗精神病薬は無効である。
3．積極的に身体拘束を行う。
4．興奮時は強い口調で注意する。
5．身体疾患の治療を並行して行う。

午後44　アルコール依存症の治療で正しいのはどれか。2つ選べ。
1．抗酒薬が治療の中心である。
2．診断には脳波検査が必須である。
3．家族の共依存に対して働きかける。
4．自助グループへの参加が有効である。
5．重症の身体合併症の治療は依存症の改善後に行う。

午後45　統合失調症の認知機能障害の改善に焦点を当てたプログラムで、パソコン上の教育用ソフトウェア課題を用いるのはどれか。
1．LASMI
2．NEAR
3．SCIT
4．SFS
5．WRAP

59回

午後46 SST の説明で適切なのはどれか。
1．精神分析理論を基盤にしている。
2．具体的な対人場面を設定して行う。
3．ストレスのかからない技法である。
4．基本的生活リズムが整ってから開始する。
5．ロールプレイの相手役はスタッフが優先して行う。

午後47 ACT の説明で正しいのはどれか。
1．軽度の精神障害を持つ人が対象である。
2．ケアマネジメントの手法を用いる。
3．主たる目標は症状軽減である。
4．訪問作業療法の一形態である。
5．夜間の対応は行わない。

午後48 精神障害者にも対応した地域包括ケアシステムの相談窓口で明記されているのはどれか。
1．自治会
2．精神科病院
3．グループホーム
4．介護老人保健施設
5．精神保健福祉センター

午後49 精神障害者の一般就労に向けた支援で正しいのはどれか。
1．地域障害者職業センターで事業主に対する支援を行っている。
2．トライアル雇用は障害種別を問わず雇用期間は3か月である。
3．精神障害者雇用トータルサポーターはジョブコーチへの指導を行う。
4．就労中の精神障害者の定着支援を目的としてジョブガイダンスが実施される。
5．障害者就業・生活支援センターで、生活支援に基づいた職業紹介を行っている。

午後50 作業療法における診療参加型実習で最も適切なのはどれか。
1．集団作業療法による実習は含まない。
2．一対一の師弟関係の構築を最優先する。
3．見学、模倣、実施の順に実習を進める。
4．担当患者の症例レポートの作成が必須である。
5．最終的には指導者の監督なしに作業療法を実施する。

●●●●●●●●●●●●●●解 答●●●●●●●●●●●●●●

＊複数の選択肢を正解とする問題があります。
　（例えば、選択肢１と選択肢４が正解の場合、「14」と表記しています。）
＊設問に不適切があるため、正解が得られない問題は、「なし」と表記しています。

●●●●●●●●解答用紙●●●●●●●●
（マークシート練習用）

解答　第50回～第59回　午前1～午前50

	50回	51回	52回	53回	54回	55回	56回	57回	58回	59回
午前1	24	34	なし	5	15	14	25	45	2	4
午前2	なし	2	14	2	2	2	1	3	5	3
午前3	2	1	2	24	4	24	2	23	2	1
午前4	2	2	1	12	3	2	3	2	3	2
午前5	3	5	4	なし	4	1	2	1	4	2
午前6	4	4	3	4	3	4	5	5	3	5
午前7	4	1	2	1	3	4	4	5	13	なし
午前8	2	4	5	2	1	4	なし	3	3	5
午前9	1	1	1	5	4	2	5	4	5	3
午前10	15	3	5	2	2	4	4	2	5	4
午前11	4	2	4	2	1	1	5	5	4	1
午前12	2	2	23	4	1	2	15	4	23	23
午前13	12	2	3	4	5	3	2	3	1	3
午前14	5	5	4	5	2	4	3	3	1	5
午前15	1	5	4	5	24	1	5	23	35	4
午前16	23	12	2	4	5	2	3	1	5	2
午前17	3	3	3	3	4	2	4	12	2	5
午前18	2	5	4	25	5	4	3	1	4	4
午前19	3	5	3	5	2	1	5	3	5	2
午前20	1	5	1	5	4	5	4	2	5	5
午前21	3	5	45	2	2	1	4	1	2	45
午前22	なし	2	2	15	5	1	4	3	5	5
午前23	3	4	3	1	4	5	1	5	5	1
午前24	5	5	5	13	45	1	2	3	1	3
午前25	5	23	2	2	1	4	3	15	2	1
午前26	15	5	4	3	4	5	2	4	4	1
午前27	4	3	4	1	3	4	5	4	4	1
午前28	5	2	14	4	1	2	13	12	3	35
午前29	2	4	4	4	3	2	3	5	1	3
午前30	1	1	3	4	3	12	2	3	45	5
午前31	3	2	5	2	2	3	12	2	3	3
午前32	3	5	3	3	3	5	1	1	4	2 ｜ 5
午前33	5	1	1	1	3	1	5	2	1	5
午前34	2	4	1	1	3	4	3	5	23	3
午前35	4	2	4	2	5	3	1	15	1	2
午前36	2	5	5	3	2	3	1	3	5	3
午前37	12	4	3	2	2	4	1	5	4	3
午前38	2	4	1	4	3	4	1	2	4	5
午前39	2	14	2	24	14	13	4	4	15	2
午前40	3	5	5	5	4	2	1	4	5	1
午前41	12	1	23	3	3	5	3	4	1	3
午前42	5	5	5	4	45	1	1	2	5	15
午前43	1	3	2	1	3	5	2	1	1	4
午前44	1	4	3	1	2	3	4	5	4	5
午前45	3	15	3	4	1	5	3	1	1	4
午前46	2	2	1	3	1	3	5	4	4	5
午前47	1	4	1	1	3	3	15	1	4	4
午前48	5	2	1	24	1	4	5	1	5	4
午前49	2	4	5	12	2	15	4	5	2	1
午前50	1	4	1	4	2	2	4	3	4	2
	50回	51回	52回	53回	54回	55回	56回	57回	58回	59回

第 50 回～第 59 回　午後 1 ～午後 50

	50 回	51 回	52 回	53 回	54 回	55 回	56 回	57 回	58 回	59 回
午後 1	1	4	4	4	25	3	1	34	13	15
午後 2	35	3	5	13 15 35	2	3	1	なし	5	3
午後 3	1	3	3	5	4	2	15	1	3	3
午後 4	4	1	4	1	45	3	2	4	3	3
午後 5	4	2	5	2	4	1	5	3	4	4
午後 6	2	3	5	2	2	1	4	2	4	2
午後 7	3	5	2	2	4	3	2	5	5	3
午後 8	14	1	3	1	1	5	2	13	45	3
午後 9	5	2	4	45	1	3	2	4	2	1
午後 10	2	4	1	2	2	1	4	3	2	5
午後 11	4	1	5	2	3	5	1	4	4	3
午後 12	5	4	1	5	4	5	3	3	1	2
午後 13	5	5	2	5	1	3	5	3	5	5
午後 14	5	2	3	5	4	4	1	1	5	4
午後 15	4	4	5	3	4	4	2	5	1	1
午後 16	1	1	5	1	4	2	4	1	2	5
午後 17	3	2	35	4	25	2	3	2	2	35
午後 18	2	5	2	3	1	1	4	2	3	4
午後 19	2	3	1	4	1	3	5	2	3	3
午後 20	3	1	1	5	4	3	4	2	2	5
午後 21	1	14	1	2	15	3	2	5	3	1
午後 22	24	45	5	2	3	1	2	1	35	3
午後 23	14	1	5	2	1	3	1	12	3	1
午後 24	2	34	1	2	2	5	4	4	1	3
午後 25	4	3	4	1	2	4	5	12	5	2
午後 26	4	1	5	2	5	15	2	25	34	1
午後 27	5	13	23	5	3	4	2	23	4	4
午後 28	5	5	45	3	45	2	5	3	24	5
午後 29	5	2	2	5	2	4	5	5	5	14
午後 30	5	3	2	5	3	14	3	3	1	15
午後 31	3	5	4	2	45	4	2	4	5	1
午後 32	5	5	4	4	3	24	2	3	3	4
午後 33	2	3	23	3	3	4	24	2	14	1
午後 34	5	4	3	2	24	3	2	25	1	35
午後 35	4	5	1	2	1	なし	2	3	4	3
午後 36	5	5	3	2	4	5	4	3	5	5
午後 37	2	4	4	4	2	2	3	2	2	4
午後 38	2	5	1	4	5	23	5	5	4	5
午後 39	5	5	15	5	5	2	3	3	4	4
午後 40	4	2	3	2	4	3	4	1	4	2
午後 41	2	2	5	1	5	4	3	4	5	4
午後 42	1	5	3	4	2	2	2	2	2	1
午後 43	3	2	1	2	15	4	13	1	4	5
午後 44	4	5	3	2	2	3	2	2	34	34
午後 45	5	4	1	34	2	5	2	2	5	2
午後 46	4	2	45	3	4	2	5	5	14	2
午後 47	1	4	3	3	4	1	2	4	5	2
午後 48	3	5	2	1	4	5	5	3	2	5
午後 49	5	1	3	2	1	3	5	4	5	1
午後 50	なし	1	2	3	4	34	5	4	2	3
	50 回	51 回	52 回	53 回	54 回	55 回	56 回	57 回	58 回	59 回

解答

解答用紙（練習用）

1	①②③④⑤	31	①②③④⑤	61	①②③④⑤	91	①②③④⑤
2	①②③④⑤	32	①②③④⑤	62	①②③④⑤	92	①②③④⑤
3	①②③④⑤	33	①②③④⑤	63	①②③④⑤	93	①②③④⑤
4	①②③④⑤	34	①②③④⑤	64	①②③④⑤	94	①②③④⑤
5	①②③④⑤	35	①②③④⑤	65	①②③④⑤	95	①②③④⑤
6	①②③④⑤	36	①②③④⑤	66	①②③④⑤	96	①②③④⑤
7	①②③④⑤	37	①②③④⑤	67	①②③④⑤	97	①②③④⑤
8	①②③④⑤	38	①②③④⑤	68	①②③④⑤	98	①②③④⑤
9	①②③④⑤	39	①②③④⑤	69	①②③④⑤	99	①②③④⑤
10	①②③④⑤	40	①②③④⑤	70	①②③④⑤	100	①②③④⑤
11	①②③④⑤	41	①②③④⑤	71	①②③④⑤		
12	①②③④⑤	42	①②③④⑤	72	①②③④⑤		
13	①②③④⑤	43	①②③④⑤	73	①②③④⑤		
14	①②③④⑤	44	①②③④⑤	74	①②③④⑤		
15	①②③④⑤	45	①②③④⑤	75	①②③④⑤		
16	①②③④⑤	46	①②③④⑤	76	①②③④⑤		
17	①②③④⑤	47	①②③④⑤	77	①②③④⑤		
18	①②③④⑤	48	①②③④⑤	78	①②③④⑤		
19	①②③④⑤	49	①②③④⑤	79	①②③④⑤		
20	①②③④⑤	50	①②③④⑤	80	①②③④⑤		
21	①②③④⑤	51	①②③④⑤	81	①②③④⑤		
22	①②③④⑤	52	①②③④⑤	82	①②③④⑤		
23	①②③④⑤	53	①②③④⑤	83	①②③④⑤		
24	①②③④⑤	54	①②③④⑤	84	①②③④⑤		
25	①②③④⑤	55	①②③④⑤	85	①②③④⑤		
26	①②③④⑤	56	①②③④⑤	86	①②③④⑤		
27	①②③④⑤	57	①②③④⑤	87	①②③④⑤		
28	①②③④⑤	58	①②③④⑤	88	①②③④⑤		
29	①②③④⑤	59	①②③④⑤	89	①②③④⑤		
30	①②③④⑤	60	①②③④⑤	90	①②③④⑤		

（注）国家試験の形式と同じではありません。マークシートの練習用として、コピーして使って下さい。

解答用紙（練習用）

問題	1	2	3	4	5	6	7	8	9	10	11	12	13	14	15	16	17	18	19	20
選択肢	①②③④⑤	①②③④⑤	①②③④⑤	①②③④⑤	①②③④⑤	①②③④⑤	①②③④⑤	①②③④⑤	①②③④⑤	①②③④⑤	①②③④⑤	①②③④⑤	①②③④⑤	①②③④⑤	①②③④⑤	①②③④⑤	①②③④⑤	①②③④⑤	①②③④⑤	①②③④⑤

問題	21	22	23	24	25	26	27	28	29	30	31	32	33	34	35	36	37	38	39	40
選択肢	①②③④⑤	①②③④⑤	①②③④⑤	①②③④⑤	①②③④⑤	①②③④⑤	①②③④⑤	①②③④⑤	①②③④⑤	①②③④⑤	①②③④⑤	①②③④⑤	①②③④⑤	①②③④⑤	①②③④⑤	①②③④⑤	①②③④⑤	①②③④⑤	①②③④⑤	①②③④⑤

問題	41	42	43	44	45	46	47	48	49	50	51	52	53	54	55	56	57	58	59	60
選択肢	①②③④⑤	①②③④⑤	①②③④⑤	①②③④⑤	①②③④⑤	①②③④⑤	①②③④⑤	①②③④⑤	①②③④⑤	①②③④⑤	①②③④⑤	①②③④⑤	①②③④⑤	①②③④⑤	①②③④⑤	①②③④⑤	①②③④⑤	①②③④⑤	①②③④⑤	①②③④⑤

問題	61	62	63	64	65	66	67	68	69	70	71	72	73	74	75	76	77	78	79	80
選択肢	①②③④⑤	①②③④⑤	①②③④⑤	①②③④⑤	①②③④⑤	①②③④⑤	①②③④⑤	①②③④⑤	①②③④⑤	①②③④⑤	①②③④⑤	①②③④⑤	①②③④⑤	①②③④⑤	①②③④⑤	①②③④⑤	①②③④⑤	①②③④⑤	①②③④⑤	①②③④⑤

問題	81	82	83	84	85	86	87	88	89	90	91	92	93	94	95	96	97	98	99	100
選択肢	①②③④⑤	①②③④⑤	①②③④⑤	①②③④⑤	①②③④⑤	①②③④⑤	①②③④⑤	①②③④⑤	①②③④⑤	①②③④⑤	①②③④⑤	①②③④⑤	①②③④⑤	①②③④⑤	①②③④⑤	①②③④⑤	①②③④⑤	①②③④⑤	①②③④⑤	①②③④⑤

（注）国家試験の形式と同じではない。マークシートの練習用として、コピーして使ってください。

書籍の正誤について

万一，内容に誤りと思われる箇所がございましたら，以下の方法でご確認いただきますよう
お願いいたします．

なお，正誤のお問合せ以外の書籍の内容に関する解説や受験指導などは**行っておりません**．
このようなお問合せにつきましては，お答えいたしかねますので，予めご了承ください．

正誤表の確認方法

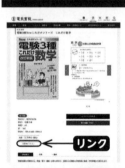

最新の正誤表は，弊社Webページに掲載しております．書
籍検索で「正誤表あり」や「キーワード検索」などを用いて，
書籍詳細ページをご覧ください．
正誤表があるものに関しましては，書影の下の方に正誤表を
ダウンロードできるリンクが表示されます．表示されないも
のに関しましては，正誤表がございません．

弊社Webページアドレス
https://www.denkishoin.co.jp/

正誤のお問合せ方法

正誤表がない場合，あるいは当該箇所が掲載されていない場合は，書名，版刷，発行年月
日，お客様のお名前，ご連絡先を明記の上，具体的な記載場所とお問合せの内容を添えて，
下記のいずれかの方法でお問合せください．
回答まで，時間がかかる場合もございますので，予めご了承ください．

郵送先

〒101-0051
東京都千代田区神田神保町1-3
ミヤタビル2F
㈱電気書院　編集部　正誤問合せ係

ファクス番号　**03-5259-9162**

弊社Webページ右上の「**お問い合わせ**」から
https://www.denkishoin.co.jp/

お電話でのお問合せは，承れません

(2022年5月現在)

©電気書院編集部 2024

2025年版　作業療法士国家試験
過去問題集　専門問題10年分

2024年 7月 5日　第1版第1刷発行

編　者　電 気 書 院 編 集 部
発 行 者　田　　中　　聡
発　行　所
株式会社 電 気 書 院
ホームページ　www.denkishoin.co.jp
（振替口座　00190-5-18837）
〒101-0051　東京都千代田区神田神保町1-3 ミヤタビル2F
電話(03)5259-9160／FAX(03)5259-9162

印刷　中央精版印刷株式会社
Printed in Japan／ISBN978-4-485-30435-8

[本書の正誤に関するお問い合せ方法は，最終ページをご覧ください]

2025 年版　国家試験
理学療法士・作業療法士
過去問題集
10年分　共通問題

B 5 判/ISBN978-4-485-30433-4　C3347
定価 ＝1,540円（税込）

※問題・解答のみ、
　解説はありません

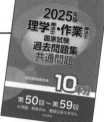

2025 年版　国家試験
理学療法士
過去問題集
10年分　専門問題

B 5 判/ISBN978-4-485-30434-1　C3347
定価 ＝1,760円（税込）

※問題・解答のみ、
　解説はありません

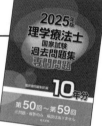

2025 年版　国家試験
作業療法士
過去問題集
10年分　専門問題

B 5 判/ISBN978-4-485-30435-8　C3347
定価 ＝1,760円（税込）

※問題・解答のみ、
　解説はありません

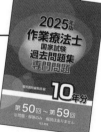

電気書院
Denkishoin

〒101-0051 東京都千代田区神田神保町1-3 ミヤタビル2F　TEL（03）5259-9160 ／ FAX（03）5259-9162

http://www.denkishoin.co.jp/

電気書院　｜　検索